監修の言葉

　良い問題集は用途に応じて色々あると思います。さっと簡単に知識の確認をしたいもの。深い解説でじっくり知識をつけるもの。この問題集は、そのどちらも満足できる仕上がりになっていると思います。

　さっと簡単に、短時間で問題を解いて知識を確認できます。さらに解説を読めば、より深い内容が身に付きます。簡単な問題集ほど、解説が重要です。解説は易しく、でもできるだけ詳しく。解説が簡単なものは、理由を理解できなくなります。すると「丸暗記」という徒労をするしかなくなってしまいます。

　解説が詳しければ、深い内容を理解できるので暗記しなくて覚えられます。しかも内容が理解できれば芋づる式に知識が広がり、同じ分野や違う分野にも広がって役立ちます。内容は、結局つながっているものです。すると勉強するのが楽になります。学ぶ楽しみにつながります。

　私は看護大学、看護専門学校で解剖生理学、生化学の講師をしながら、学生がどういう個所を苦手とするかを、多く見てきました。そのなかでも、特に誤解や間違いが多いところを重点的に、解説を増やしました。理解できた時の喜びはひとしおです。わかって楽しいという気持ちは勉強の原動力になります。

　解剖生理学は、皆さんが理解しようと思って、理解できないような内容など、何一つありません。どうかこの問題集を、時間のないときはさっと確認に使い、時間のある時はじっくり解説を読んで、解剖生理学を自分のものにしてください。そして解剖生理学を好きになり、自分の体のすばらしさに感動していただけたら、無上の喜びです。

三井　由香
歯学博士・長野保健医療大学准教授

■監修者紹介

三井由香（みついゆか）

東邦大学理学部生物学科卒業。
日本大学松戸歯学部助手を経て歯学博士。
現在は、長野保健医療大学で准教授。

●コメント

日本大学時代は、生化学分野で研究をしていました。両親の介護で辞職し、故郷の長野県に戻って以降は、大学や専門学校で、看護、理学療法士・作業療法士、言語聴覚士学科で生理学、生化学を担当しています。私自身、解剖生理学も生化学も大好きで、知れば知るほどヒトの体はすごいと思うことばかり。感動します。皆さんにもぜひそのすばらしさ、楽しさを伝え、共感したいと思っています。

看護学生のための 5分間テスト

解剖生理学 レベルアップテスト 50

CONTENTS

活用方法・学習の進め方

① 小テストとして！

1回5分の小テストとしてご活用ください。第1回から順番にやらなくても○Kです。

ランダムにこなすことで、抜き打ちの小テストとして活用できます。

② 宿題・課題として！

コンパクトなボリュームですので、毎日継続的に取り組むために最適です。日々の宿題や休み

期間中の課題としても活用できます。

③ 1年生のうちから！

解剖生理学は病気や症状、そしてその看護を学ぶ上での基礎となります。低学年のうちからコツコツ

取り組むことで、少しずつ試験を意識した学習習慣が身につきます。

	実施日	正解		実施日	正解		実施日	正解
第1回	/	14 問中　問	第18回	/	14 問中　問	第35回	/	14 問中　問
第2回	/	14 問中　問	第19回	/	9 問中　問	第36回	/	14 問中　問
第3回	/	14 問中　問	第20回	/	14 問中　問	第37回	/	14 問中　問
第4回	/	14 問中　問	第21回	/	9 問中　問	第38回	/	14 問中　問
第5回	/	14 問中　問	第22回	/	9 問中　問	第39回	/	9 問中　問
第6回	/	14 問中　問	第23回	/	9 問中　問	第40回	/	9 問中　問
第7回	/	14 問中　問	第24回	/	9 問中　問	第41回	/	14 問中　問
第8回	/	9 問中　問	第25回	/	14 問中　問	第42回	/	9 問中　問
第9回	/	14 問中　問	第26回	/	9 問中　問	第43回	/	14 問中　問
第10回	/	9 問中　問	第27回	/	14 問中　問	第44回	/	14 問中　問
第11回	/	8 問中　問	第28回	/	9 問中　問	第45回	/	9 問中　問
第12回	/	14 問中　問	第29回	/	9 問中　問	第46回	/	14 問中　問
第13回	/	9 問中　問	第30回	/	14 問中　問	第47回	/	14 問中　問
第14回	/	14 問中　問	第31回	/	14 問中　問	第48回	/	14 問中　問
第15回	/	14 問中　問	第32回	/	9 問中　問	第49回	/	14 問中　問
第16回	/	9 問中　問	第33回	/	14 問中　問	第50回	/	14 問中　問
第17回	/	14 問中　問	第34回	/	9 問中　問			

第1回

人体の基礎知識

実施日　　月　　日

正解：　／14問

制限時間 5分

---

1 文章を読み、正しいものには〇、誤っているものには×を書きなさい。

（1）矢状面は、地表に対して垂直な面である。　　　　　解答 _____

（2）鎖骨中線は、左右の鎖骨を結ぶ線である。　　　　　解答 _____

（3）胸骨線は、胸骨の中央を通る縦の線である。　　　　解答 _____

（4）体肢とは、両腕のことをいう。　　　　　　　　　　解答 _____

（5）解剖学的正位では、手掌を前方に向ける。　　　　　解答 _____

---

2 文中の空欄に当てはまる語句を書きなさい。

（1）人体を左右に等分してできる面を ［　　　　　　　　　　］ 面という。

（2）人体を前後に分ける面を ［　　　　　　　　　］ 面という。

（3）胸部を形成するかご状の骨組みを ［　　　　　　　　　］ という。

（4）［　　　　　　　　　　］ 管は、脊髄を収める腔所である。

（5）脳は ［　　　　　　　　　］ 腔におさまる。

3 つぎの設問に答えなさい。

（1）つぎのうち、体幹に含まれるのはどれか。

1．骨盤

2．上腕

3．下腿

4．大腿　　　　　　　　　　　　　　　解答＿＿＿＿＿＿＿＿＿＿＿

（2）つぎのうち、骨盤腔に収まる臓器はどれか。

1．肝臓

2．膵臓

3．直腸

4．腎臓　　　　　　　　　　　　　　　解答＿＿＿＿＿＿＿＿＿＿＿

（3）つぎのうち、横隔膜の下にある臓器はどれか。

1．肺

2．心臓

3．気管

4．胃　　　　　　　　　　　　　　　　解答＿＿＿＿＿＿＿＿＿＿＿

（4）つぎのうち、最も頭側に位置する臓器はどれか。

1．副腎

2．腎臓

3．盲腸

4．虫垂　　　　　　　　　　　　　　　解答＿＿＿＿＿＿＿＿＿＿＿

第**2**回　細胞の構造と細胞小器官

実施日　　月　　日

正解：　　／14問

制限時間

5分

1 文章を読み、正しいものには〇、誤っているものには✕を書きなさい。

（1）ヒトは3,000億個もの細胞からなる。　　解答

（2）ヒトを構成する細胞はすべて1個の核をもつ。　　解答

（3）細胞が集まり器官をつくり、器官が集まり組織をつくる。　　解答

（4）ヒトの体細胞は、21対42本の染色体をもつ。　　解答

（5）細胞膜は、半透膜である。　　解答

2 文中の空欄に当てはまる語句を書きなさい。

（1）細胞は生命を構成する［　　　　　　　　　　　］単位である。

（2）細胞膜の内部の核以外の部分を細胞［　　　　　　　　　　　］とよぶ。

（3）［　　　　　　　　　　　］が付着した小胞体を粗面小胞体という。

（4）遺伝子の本体がデオキシリボ［　　　　　　　　　　　］である。

（5）DNAとヒストンが凝集して［　　　　　　　　　　　］がつくられる。

3 つぎの設問に答えなさい。

（1）細胞内でのエネルギー産生や細胞内呼吸を行う細胞小器官はどれか。

　　　1．中心体

　　　2．リボソーム

　　　3．小胞体

　　　4．ミトコンドリア　　　　　　　　　　　　　　解答＿＿＿＿＿＿＿＿＿＿＿

（2）細胞内で合成されたタンパク質に糖を加え、細胞外へ分泌できる
　　　ようにする細胞小器官はどれか。

　　　1．ゴルジ装置

　　　2．核

　　　3．リソソーム

　　　4．リボソーム　　　　　　　　　　　　　　　　解答＿＿＿＿＿＿＿＿＿＿＿

（3）細胞内で産生された不要物を分解する細胞小器官はどれか。

　　　1．ミトコンドリア

　　　2．リソソーム

　　　3．小胞体

　　　4．核小体　　　　　　　　　　　　　　　　　　解答＿＿＿＿＿＿＿＿＿＿＿

（4）アミノ酸からタンパク質を合成する細胞小器官はどれか。

　　　1．中心体

　　　2．リボソーム

　　　3．リソソーム

　　　4．ミトコンドリア　　　　　　　　　　　　　　解答＿＿＿＿＿＿＿＿＿＿＿

第3回 細胞の分裂と遺伝

実施日　　月　　日

正解：　　／14問

制限時間 5分

1 文章を読み、正しいものには〇、誤っているものには×を書きなさい。

（1）細胞は、器官によって異なる遺伝情報をもつ。
解答＿＿＿＿＿＿＿＿＿

（2）DNAは、2本のポリヌクレオチド鎖である。
解答＿＿＿＿＿＿＿＿＿

（3）RNAは、1本鎖構造である。
解答＿＿＿＿＿＿＿＿＿

（4）動物と植物のDNAは、異なる塩基をもつ。
解答＿＿＿＿＿＿＿＿＿

（5）3つの塩基で1種類のアミノ酸をコードする。
解答＿＿＿＿＿＿＿＿＿

（6）DNAには遺伝子の発現を調節する部分がある。
解答＿＿＿＿＿＿＿＿＿

（7）DNAは体細胞分裂の前に複製される。
解答＿＿＿＿＿＿＿＿＿

（8）細胞分裂の際にはまず細胞質が分裂し、
つぎに染色体が分かれる。
解答＿＿＿＿＿＿＿＿＿

（9）タンパク質の合成は、核内で行われる。
解答＿＿＿＿＿＿＿＿＿

（10）通常、ヒトの細胞分裂では無糸分裂がみられる。
解答＿＿＿＿＿＿＿＿＿

2 つぎの設問に答えなさい。

（1）つぎのうち、DNAを構成する塩基に含まれないものはどれか。

　　　1．グアニン

　　　2．ウラシル

　　　3．チミン

　　　4．アデニン　　　　　　　　　　　　　解答＿＿＿＿＿＿＿＿＿＿＿

（2）RNAの塩基配列に基づきアミノ酸がつながることを何という。

　　　1．合成

　　　2．転写

　　　3．翻訳

　　　4．複製　　　　　　　　　　　　　　　解答＿＿＿＿＿＿＿＿＿＿＿

（3）DNAの遺伝情報がRNAに伝わることを何というか。

　　　1．合成

　　　2．転写

　　　3．翻訳

　　　4．伝令　　　　　　　　　　　　　　　解答＿＿＿＿＿＿＿＿＿＿＿

（4）アミノ酸をリボソームへと運搬する役割をもつのはどれか。

　　　1．tRNA

　　　2．mRNA

　　　3．rRNA

　　　4．DNA　　　　　　　　　　　　　　　解答＿＿＿＿＿＿＿＿＿＿＿

第**4**回　　組織のしくみと分類

実施日　　月　　日

正解：　／**14**問

制限時間　**5**分

1 文章を読み、正しいものには○、誤っているものには✕を書きなさい。

（1）上皮組織は、細胞間質が豊富な組織である。　　解答 _____

（2）外分泌腺は、上皮組織に分類される。　　解答 _____

（3）靭帯は、筋組織に分類される。　　解答 _____

（4）筋組織は、強い収縮性をもつのが特徴である。　　解答 _____

（5）細網組織は、リンパ節にみられる組織である。　　解答 _____

2 文中の空欄に当てはまる語句を書きなさい。

（1）組織は上皮組織、筋組織、結合組織、［　　　　　　　　　　　］組織に分類される。

（2）膀胱や尿管で特徴的にみられるのが［　　　　　　　　　　　］上皮である。

（3）筋組織は、心筋、平滑筋、［　　　　　　　　　　　］筋の3つからなる。

（4）内分泌腺にはない［　　　　　　　　　　　］管をもつのが外分泌腺の特徴である。

（5）軟骨組織は、硝子軟骨、線維軟骨、［　　　　　　　　　　　］軟骨に分けられる。

3 つぎの設問に答えなさい。

（1）胃の粘膜を構成する上皮はどれか。

    1．線毛上皮

    2．単層扁平上皮

    3．重層扁平上皮

    4．単層円柱上皮　　　　　　　　　　　　　　解答 _____

（2）食道の粘膜を構成する上皮はどれか。

    1．線毛上皮

    2．単層扁平上皮

    3．重層扁平上皮

    4．単層円柱上皮　　　　　　　　　　　　　　解答 _____

（3）つぎのうち、多列線毛上皮からなるのはどれか。

    1．精管の内腔

    2．食道の粘膜

    3．肺胞の内壁

    4．甲状腺の上皮　　　　　　　　　　　　　　解答 _____

（4）つぎのうち、単層扁平上皮からなるのはどれか。

    1．卵管の内腔

    2．食道の粘膜

    3．肺胞の内壁

    4．小腸の内壁　　　　　　　　　　　　　　　解答 _____

骨の構造と機能

第5回

実施日　　　月　　　日

正解：　　／14問

制限時間 5分

---

1 文章を読み、正しいものには〇、誤っているものには✕を書きなさい。

（1）長骨は、四肢の骨で多くみられる。　　　　　　解答 _____

（2）骨膜には、血管や神経は存在しない。　　　　　解答 _____

（3）ハバース管は、骨の緻密質に存在する。　　　　解答 _____

（4）体内のカルシウムのおよそ60%が骨に貯蔵されている。　解答 _____

（5）骨吸収は、カルシトニンにより抑制される。　　解答 _____

---

2 文中の空欄に当てはまる語句を書きなさい。

（1）骨の内部のスポンジ状の部分を［　　　　　　　　　］質という。

（2）ハバース管と骨層板で形成される構造を［　　　　　　　　　］という。

（3）骨吸収を行うのが［　　　　　　　　　］細胞のはたらきである。

（4）軟骨から変化する骨を［　　　　　　　　　］骨という。

（5）造血機能を失った骨髄を［　　　　　　　　　］骨髄とよぶ。

3 つぎの設問に答えなさい。

（1）骨の新陳代謝に最も関与するのはどれか。

    1．ビタミンA

    2．ビタミンC

    3．ビタミンD

    4．ビタミンE   解答 _____

（2）骨の内部に血管を通す役割をもつのはどれか。

    1．フォルクマン管

    2．ボタロー管

    3．髄腔

    4．骨梁   解答 _____

（3）骨に作用し、血中カルシウム濃度の調節を行うのはどれか。

    1．アドレナリン

    2．オキシトシン

    3．バソプレシン

    4．パラソルモン   解答 _____

（4）身長の伸びに最も関与するのはどれか。

    1．骨髄

    2．骨端線

    3．骨梁

    4．種子骨   解答 _____

第**6**回

全身のおもな骨①

実施日　　　月　　　日

正解：　　／**14**問

制限時間　**5**分

1 文章を読み、正しいものには〇、誤っているものには✕を書きなさい。

（1）頭蓋骨は、15種類23個の骨で構成される。 解答＿＿＿＿＿＿＿＿＿＿＿

（2）嗅神経は、鼻骨の中を通行する。 解答＿＿＿＿＿＿＿＿＿＿＿

（3）脊柱は頸部と腰部で後彎している。 解答＿＿＿＿＿＿＿＿＿＿＿

（4）胸骨は、胸骨柄、胸骨体、剣状突起の３部からなる。 解答＿＿＿＿＿＿＿＿＿＿＿

（5）烏口突起は肩甲骨にある。 解答＿＿＿＿＿＿＿＿＿＿＿

2 文中の空欄に当てはまる語句を書きなさい。

（1）大泉門は、左右の頭頂骨と［　　　　　　　　　　　］骨でつくられる。

（2）左右の頭頂骨のつなぎ目を［　　　　　　　　　　　］縫合という。

（3）［　　　　　　　　　　　］骨と下顎骨で顎関節を形成する。

（4）上肢帯は肩甲骨と［　　　　　　　　　　　］骨からなる。

（5）胸郭は、胸椎、胸骨、［　　　　　　　　　　　］骨で形成される。

3 つぎの設問に答えなさい。

（1）頭蓋骨に含まれないものはどれか。

　　1．蝶形骨

　　2．篩骨

　　3．鋤骨

　　4．有頭骨　　　　　　　　　　　　　　　　解答 ＿＿＿＿＿＿＿＿＿＿

（2）椎骨についての説明で誤っているものはどれか。

　　1．椎骨の棘突起は椎弓の両側にある。

　　2．第１頸椎を環椎とよぶ。

　　3．最も大きな椎骨は腰椎にある。

　　4．胸椎は12個である。　　　　　　　　　解答 ＿＿＿＿＿＿＿＿＿＿

（3）手根骨に含まれないものはどれか。

　　1．舟状骨

　　2．大菱形骨

　　3．中手骨

　　4．三角骨　　　　　　　　　　　　　　　　解答 ＿＿＿＿＿＿＿＿＿＿

（4）つぎの説明で正しいものはどれか。

　　1．橈骨は前腕の小指側にある。

　　2．尺骨の上端は肘頭をつくる。

　　3．手根骨は５個からなる。

　　4．母指は３個の指骨からなる。　　　　　解答 ＿＿＿＿＿＿＿＿＿＿

第7回

全身のおもな骨②

実施日　　月　　日

正解：　　／**14**問

制限時間 **5**分

1 文章を読み、正しいものには〇、誤っているものには✕を書きなさい。

（１）足根骨は７個からなる。　　　解答 ___

（２）踵骨は足根骨である。　　　解答 ___

（３）骨盤の恥骨下角は、男性のほうが女性よりも広い。　　　解答 ___

（４）人体で最も大きな長骨は大腿骨である。　　　解答 ___

（５）下腿の骨と足関節をつくるのは楔状骨である。　　　解答 ___

（６）寛骨は自由下肢の骨格である。　　　解答 ___

（７）腓骨は長骨に分類される。　　　解答 ___

（８）尾骨の先端部分を岬角という。　　　解答 ___

（９）仙骨は５個の椎骨からなる。　　　解答 ___

（10）距骨にはアキレス腱が付着する。　　　解答 ___

2 つぎの設問に答えなさい。

（1）寛骨を構成する骨に含まれないものはどれか。

　　　1．腸骨

　　　2．坐骨

　　　3．尾骨

　　　4．恥骨　　　　　　　　　　　　　　　　解答＿＿＿＿＿＿＿＿＿＿＿

（2）骨盤を構成する骨に含まれないものはどれか。

　　　1．立方骨

　　　2．寛骨

　　　3．尾骨

　　　4．仙骨　　　　　　　　　　　　　　　　解答＿＿＿＿＿＿＿＿＿＿＿

（3）人体で最も大きな種子骨はどれか。

　　　1．寛骨

　　　2．距骨

　　　3．膝蓋骨

　　　4．大腿骨　　　　　　　　　　　　　　　解答＿＿＿＿＿＿＿＿＿＿＿

（4）つぎの説明で正しいものはどれか。

　　　1．脛骨は下腿の外側（小指側）に位置する。

　　　2．大腿骨は腓骨と膝関節を形成する。

　　　3．腓骨は脛骨に比べて太い。

　　　4．大転子は大腿骨の上端外側にある。　　解答＿＿＿＿＿＿＿＿＿＿＿

第**8**回

関節の構造と機能

実施日　　月　　日

正解：　　／ **9** 問

制限時間 **5**分

1 つぎの設問に答えなさい。

（1）関節を覆い、関節の動きを制御する線維組織はどれか。

　　1．関節包

　　2．骨膜

　　3．靭帯

　　4．線維膜　　　　　　　　　　　　　　解答＿＿＿＿＿＿＿＿＿＿

（2）関節軟骨を構成する成分で最も多いのはどれか。

　　1．ミオグロビン

　　2．アクチン

　　3．コラーゲン

　　4．グリコーゲン　　　　　　　　　　　解答＿＿＿＿＿＿＿＿＿＿

（3）滑膜について誤っているものはどれか。

　　1．関節軟骨に栄養を与える。

　　2．関節包の内壁を構成する。

　　3．炎症が起きると関節液が減少する。

　　4．関節の動きをなめらかにする。　　　解答＿＿＿＿＿＿＿＿＿＿

（4）関節について正しいものはどれか。

　　1．肩関節は二軸性の関節である。

　　2．肘関節は多軸性の関節である。

　　3．基本肢位は各関節によって異なる。

　　4．寛骨は骨性結合により連結する。　　解答＿＿＿＿＿＿＿＿＿＿

（5）良肢位が外転位10～30度なのはどれか。

1．肩関節

2．手関節

3．膝関節

4．足関節　　　　　　　　　　　　　　　解答＿＿＿＿＿＿＿＿＿＿＿

（6）肘関節の良肢位はどれか。

1．0度

2．屈曲位10度

3．屈曲位30度

4．屈曲位90度　　　　　　　　　　　　　解答＿＿＿＿＿＿＿＿＿＿＿

（7）つぎのうち、球関節はどれか。

1．橈骨手根関節

2．腕尺関節

3．股関節

4．椎間関節　　　　　　　　　　　　　　解答＿＿＿＿＿＿＿＿＿＿＿

（8）つぎのうち、車軸関節ではないものはどれか。

1．正中環軸関節

2．指節間関節

3．上橈尺関節

4．下橈尺関節　　　　　　　　　　　　　解答＿＿＿＿＿＿＿＿＿＿＿

（9）母指の手根中手関節の形状はどれか。

1．蝶番関節

2．鞍関節

3．楕円関節

4．平面関節　　　　　　　　　　　　　　解答＿＿＿＿＿＿＿＿＿＿＿

第9回 筋の構造と機能

実施日　　月　　日

正解：　／14問

制限時間 5分

1 文章を読み、正しいものには〇、誤っているものには✕を書きなさい。

（1）筋紡錘には、知覚神経が分布する。　　　解答＿＿＿＿＿＿＿＿＿

（2）アクチンにATP分解酵素が存在する。　　　解答＿＿＿＿＿＿＿＿＿

（3）アクチンフィラメントはミオシンフィラメントより細い。　解答＿＿＿＿＿＿＿＿＿

（4）フィラメントの長さが短くなることで筋が収縮する。　　解答＿＿＿＿＿＿＿＿＿

（5）筋の等尺性収縮では、起始部と停止部が近づく。　　解答＿＿＿＿＿＿＿＿＿

（6）背筋力の測定は、等張性収縮の力を反映している。　　解答＿＿＿＿＿＿＿＿＿

（7）骨格筋の収縮力は関節が伸展した状態で最大となる。　解答＿＿＿＿＿＿＿＿＿

（8）骨格筋は、副交感神経の指令を受けて収縮する。　　解答＿＿＿＿＿＿＿＿＿

（9）無酸素下では、筋肉内に乳酸が蓄積される。　　解答＿＿＿＿＿＿＿＿＿

（10）死後硬直は、死後2時間ごろから現れる。　　解答＿＿＿＿＿＿＿＿＿

2 つぎの設問に答えなさい。

（1）つぎの説明で正しいものはどれか。

　　1．心筋と骨格筋が横紋筋である。

　　2．骨格筋と平滑筋は随意筋である。

　　3．同じ関節において同じ方向に作用する筋を拮抗筋という。

　　4．全身には約200個もの骨格筋が存在する。

　　　　　　　　　　　　　　　　　　　　　　　解答＿＿＿＿＿＿＿＿＿＿

（2）筋収縮の直接のエネルギー源はどれか。

　　1．ミオグロビン

　　2．ATP

　　3．リン酸

　　4．乳酸　　　　　　　　　　　　　　　　　　解答＿＿＿＿＿＿＿＿＿＿

（3）骨格筋細胞を興奮させる神経伝達物質はどれか。

　　1．アドレナリン

　　2．ドパミン

　　3．カルシトニン

　　4．アセチルコリン　　　　　　　　　　　　　解答＿＿＿＿＿＿＿＿＿＿

（4）筋の収縮に関して正しいものはどれか。

　　1．筋小胞体からカルシウムイオンが放出される。

　　2．α運動ニューロンが筋紡錘を興奮させて筋収縮が起こる。

　　3．ミオシンがアクチン上を滑走して筋収縮が起こる。

　　4．筋収縮の結果、グリコーゲンが蓄積される。　　解答＿＿＿＿＿＿＿＿＿＿

おもな骨格筋

実施日　　月　　日

正解：　／ **9** 問

制限時間 **5**分

1 つぎの設問に答えなさい。

（1）つぎのうち、咀嚼筋に含まれないものはどれか。

　　　1．口輪筋

　　　2．咬筋

　　　3．側頭筋

　　　4．外側翼突筋　　　　　　　　　　　　　　解答＿＿＿＿＿＿＿＿＿＿

（2）呼吸筋についての説明で正しいものはどれか。

　　　1．外肋間筋は、左右11対の筋である。

　　　2．内肋間筋は、呼吸運動において吸息にはたらく。

　　　3．呼息時、横隔膜は収縮し下降する。

　　　4．横隔膜は肺を覆う骨格筋である。　　　　解答＿＿＿＿＿＿＿＿＿＿

（3）異常により斜頸を引き起こす筋はどれか。

　　　1．頬筋

　　　2．笑筋

　　　3．側頭筋

　　　4．胸鎖乳突筋　　　　　　　　　　　　　　解答＿＿＿＿＿＿＿＿＿＿

（4）上腕を内転させる筋はどれか。

　　　1．三角筋

　　　2．大胸筋

　　　3．菱形筋

　　　4．前鋸筋　　　　　　　　　　　　　　　　解答＿＿＿＿＿＿＿＿＿＿

（５）僧帽筋のはたらきはどれか。

    1．上腕の内旋

    2．肩甲骨の回転

    3．上腕の外転

    4．上半身の前屈　　　　　　　　　　解答＿＿＿＿＿＿＿＿＿

（６）肘関節を伸展させる筋はどれか。

    1．腕橈骨筋

    2．棘上筋

    3．上腕二頭筋

    4．上腕三頭筋　　　　　　　　　　　解答＿＿＿＿＿＿＿＿＿

（７）股関節を伸展させる筋はどれか。

    1．腸腰筋

    2．大腿四頭筋

    3．大殿筋

    4．腹直筋　　　　　　　　　　　　　解答＿＿＿＿＿＿＿＿＿

（８）膝関節を伸展させる筋はどれか。

    1．大内転筋

    2．大腿四頭筋

    3．大腿二頭筋

    4．半膜様筋　　　　　　　　　　　　解答＿＿＿＿＿＿＿＿＿

（９）足関節を底屈させる筋はどれか。

    1．中殿筋

    2．縫工筋

    3．前脛骨筋

    4．下腿三頭筋　　　　　　　　　　　解答＿＿＿＿＿＿＿＿＿

第**11**回 神経細胞と神経伝達物質

実施日　　月　　日
正解：　　／ 8 問

制限時間
5分

1 下の図をみて設問に答えなさい。

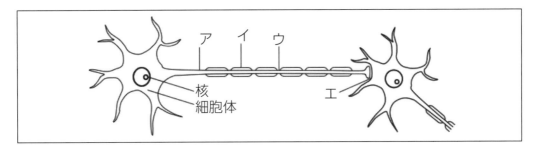

（1）神経細胞のもつアの突起を何というか。
　　1．樹状突起
　　2．髄鞘
　　3．軸索
　　4．神経終末　　　　　　　　　　　　　　　　　　　解答＿＿＿＿＿＿＿＿

（2）イの構造をつくる細胞はどれか。
　　1．小グリア細胞
　　2．シュワン細胞
　　3．星状膠細胞
　　4．ニューロン　　　　　　　　　　　　　　　　　　解答＿＿＿＿＿＿＿＿

（3）ウについての説明で正しいものはどれか。
　　1．ウのある有髄神経は無髄神経より興奮を速く伝導する。
　　2．ウは、電気を通さない絶縁体の役割をもつ。
　　3．ウの神経線維の露出した部分をシナプスという。
　　4．ウで露出する神経線維が細いほど興奮伝達速度は速い。

　　　　　　　　　　　　　　　　　　　　　　　　　　　解答＿＿＿＿＿＿＿＿

（4）エで起こる現象として、誤っているものはどれか。
　　1．興奮の伝導は、必ず一方通行である。
　　2．興奮が伝わると神経終末からCa^{2+}が放出される。
　　3．細胞内と細胞外の電位が逆転することを脱分極という。
　　4．静止電位では、K^+チャネルが開いている。

　　　　　　　　　　　　　　　　　　　　　　　　　　　解答＿＿＿＿＿＿＿＿

2　つぎの設問に答えなさい。

（1）カテコールアミンではない神経伝達物質はどれか。

  1．アセチルコリン

  2．アドレナリン

  3．ノルアドレナリン

  4．ドパミン　　　　　　　　　　　　　　解答＿＿＿＿＿＿＿＿＿＿＿＿＿

（2）運動神経の神経伝達物質はどれか。

  1．ドパミン

  2．アセチルコリン

  3．セロトニン

  4．アドレナリン　　　　　　　　　　　　解答＿＿＿＿＿＿＿＿＿＿＿＿＿

（3）抑制性の神経伝達物質はどれか。

  1．ノルアドレナリン

  2．γ－アミノ酪酸（GABA）

  3．ドパミン

  4．グルタミン酸　　　　　　　　　　　　解答＿＿＿＿＿＿＿＿＿＿＿＿＿

（4）つぎの説明で正しいものはどれか。

  1．ドパミンは、腎血流量を増加させる。

  2．アドレナリンは、ドパミンの前駆物質である。

  3．ノルアドレナリンは、副交感神経の神経伝達物質である。

  4．セロトニンは、心筋に作用する神経伝達物質である。

             解答＿＿＿＿＿＿＿＿＿＿＿＿＿

第12回

中枢神経の構造と機能①

実施日　　月　　日

正解：　　／14問

制限時間 5分

1 文章を読み、正しいものには〇、誤っているものには✕を書きなさい。

（1）視床は、間脳の一部である。　　　　　　　解答 _____

（2）大脳脚は、大脳皮質にある。　　　　　　　解答 _____

（3）錐体があるのは延髄である。　　　　　　　解答 _____

（4）脊髄では、白質の周りを灰白質が取り囲む。　　解答 _____

（5）脊髄の前角には求心性の神経線維が集まる。　　解答 _____

2 文中の空欄に当てはまる語句を書きなさい。

（1）左右の大脳半球を分ける深い溝を大脳 [　　　　　　　　　] という。

（2）中脳、橋、延髄を合わせて [　　　　　　　　] とよぶ。

（3）小脳は、小脳半球と [　　　　　　　　] 部からなる。

（4）脳の最も下部で脊髄につながる部分を [　　　　　　　] という。

（5）脊髄の下端から伸びる神経の束を [　　　　　　　] という。

3 つぎの設問に答えなさい。

（１）脳について正しいものはどれか。

　　　１．脳を覆う髄膜は、内側からクモ膜、軟膜、硬膜である。

　　　２．錐体路は大脳の運動皮質に始まる。

　　　３．脳の重量は成人で800gほどである。

　　　４．大脳基底核は白質である。　　　　　　　　　解答＿＿＿＿＿＿＿＿＿

（２）脳脊髄液について正しいものはどれか。

　　　１．成人で１日におよそ400ml分泌される。

　　　２．リンパ管で吸収される。

　　　３．軟膜の下に満たされている。

　　　４．クモ膜顆粒において分泌される。　　　　　　解答＿＿＿＿＿＿＿＿＿

（３）大脳基底核に含まれない部分はどれか。

　　　１．尾状核

　　　２．レンズ核

　　　３．扁桃体

　　　４．松果体　　　　　　　　　　　　　　　　　　解答＿＿＿＿＿＿＿＿＿

（４）脊髄について誤っているものはどれか。

　　　１．頸部と腰部で太くなっている。

　　　２．脊柱管の中におさまっている。

　　　３．脊髄の下端は、第４～５腰椎の高さにある。

　　　４．脊髄を覆う髄膜も３層である。　　　　　　　解答＿＿＿＿＿＿＿＿＿

第13回 **中枢神経の構造と機能②**

実施日　　　月　　　日

正解：　　／ **9** 問

制限時間 **5**分

1 つぎの設問に答えなさい。

（１）運動や言語などの中枢が存在するのはどれか。

　　　１．小脳

　　　２．中脳

　　　３．大脳

　　　４．間脳　　　　　　　　　　　　　　　解答＿＿＿＿＿＿＿＿＿＿

（２）体温調節の中枢が存在するのはどれか。

　　　１．中脳

　　　２．小脳

　　　３．視床下部

　　　４．松果体　　　　　　　　　　　　　　解答＿＿＿＿＿＿＿＿＿＿

（３）呼吸の中枢があるのはどれか。

　　　１．橋

　　　２．小脳

　　　３．大脳

　　　４．視床下部　　　　　　　　　　　　　解答＿＿＿＿＿＿＿＿＿＿

（４）小脳の機能はどれか。

　　　１．関節角度の知覚

　　　２．下行性の疼痛抑制

　　　３．随意運動の制御

　　　４．排尿反射の制御　　　　　　　　　　解答＿＿＿＿＿＿＿＿＿＿

（5）概日リズムの調節に関わるのはどれか。

  1．延髄

  2．松果体

  3．橋

  4．小脳　　　　　　　　　　　　　　　　解答＿＿＿＿＿＿＿＿＿＿＿＿

（6）延髄のはたらきに含まれないものはどれか。

  1．呼吸運動の制御

  2．血管の収縮の調節

  3．嚥下や嘔吐の制御

  4．摂食・飲水行動の調節　　　　　　　　解答＿＿＿＿＿＿＿＿＿＿＿＿

（7）瞳孔反射を検査して異常がわかるのはどれか。

  1．小脳

  2．中脳

  3．延髄

  4．視床下部　　　　　　　　　　　　　　解答＿＿＿＿＿＿＿＿＿＿＿＿

（8）中脳の姿勢反射を最も刺激する体位はどれか。

  1．ファウラー位

  2．背面開放座位

  3．腹臥位

  4．トレンデレンブルグ体位　　　　　　　解答＿＿＿＿＿＿＿＿＿＿＿＿

（9）小脳機能のフィジカルアセスメントで把握するのはどれか。

  1．平衡感覚

  2．振動感覚

  3．痛覚

  4．温度感覚　　　　　　　　　　　　　　解答＿＿＿＿＿＿＿＿＿＿＿＿

第14回

大脳の構造と機能

実施日　　月　　日

正解：　　／14問

制限時間 5分

---

1 文章を読み、正しいものには〇、誤っているものには×を書きなさい。

（1）ヒトでは、大脳の新皮質が特に発達している。　　解答 _____

（2）言語中枢は、優位半球にある。　　解答 _____

（3）右半身の感覚や運動を支配するのは右脳である。　　解答 _____

（4）聴覚野は側頭葉にある。　　解答 _____

（5）視覚野があるのは、前頭葉である。　　解答 _____

---

2 文中の空欄に当てはまる語句を書きなさい。

（1）前頭葉と頭頂葉を隔てる溝を［　　　　　　　　　　］溝という。

（2）前頭葉・頭頂葉と側頭葉を隔てる溝を［　　　　　　　　　　］溝という。

（3）ブローカ中枢は、［　　　　　　　　　　］性言語野ともよばれる。

（4）ウェルニッケ中枢は、［　　　　　　　　　　］葉にある。

（5）ウェルニッケ中枢が障害されると［　　　　　　　　　　］性失語症となる。

3 つぎの設問に答えなさい。

（1）前頭葉の障害に伴う症状に当てはまらないものはどれか。

  1．平衡機能障害

  2．運動性失語

  3．人格の変化

  4．自発性の欠乏   解答 _____

（2）左右識別障害では、どの部分の障害が最も疑われるか。

  1．頭頂葉

  2．側頭葉

  3．前頭葉

  4．後頭葉   解答 _____

（3）ウェルニッケ中枢の障害でみられる症状はどれか。

  1．言葉を流暢に話せなくなる。

  2．言葉の意味がわからなくなる。

  3．手にした物品が閉眼では識別できない。

  4．安定して立っていることができない。 解答 _____

（4）大脳辺縁系を構成し、記憶に関わる部分はどれか。

  1．帯状回

  2．脳梁

  3．海馬

  4．淡蒼球   解答 _____

脳神経と脊髄神経①

実施日　　　月　　　日

正解：／14問

制限時間 5分

1 文章を読み、正しいものには○、誤っているものには×を書きなさい。

（1）脊髄神経のうち、胸神経だけが神経叢をつくる。　　　解答＿＿＿＿＿＿＿＿＿＿

（2）運動神経は、前根を通って脊髄から出る。　　　解答＿＿＿＿＿＿＿＿＿＿

（3）脊髄神経の前枝は、後枝よりも細い。　　　解答＿＿＿＿＿＿＿＿＿＿

（4）運動神経は、内臓や血管の運動を制御する。　　　解答＿＿＿＿＿＿＿＿＿＿

（5）感覚神経は、求心性神経である。　　　解答＿＿＿＿＿＿＿＿＿＿

2 文中の空欄に当てはまる語句・数字を書きなさい。

（1）脳神経は、[　　　　　　　　　　]対からなる。

（2）脊髄神経は、[　　　　　　　　　　]対からなる。

（3）脊髄神経のうち、頸神経は[　　　　　　　　　　]対である。

（4）体性神経は、運動神経と[　　　　　　　　　　]神経からなる。

（5）大脳皮質運動野から出て延髄を通り脊髄に向かう下行伝導路を

　　　[　　　　　　　　　　]路という。

3 つぎの設問に答えなさい。

（1）人体で最大の神経である末梢神経はどれか。

    1．坐骨神経

    2．大腿神経

    3．正中神経

    4．尺骨神経　　　　　　　　　　　　　　　解答＿＿＿＿＿＿＿＿

（2）脳神経について誤っているものはどれか。

    1．ほかの脳神経と神経叢を形成しない。

    2．視神経は下垂体の前で交差する。

    3．内耳神経は、蝸牛神経と前庭神経からなる。

    4．迷走神経は、下肢に分布する。　　　　　解答＿＿＿＿＿＿＿＿

（3）三叉神経の分枝に含まれないものはどれか。

    1．眼神経

    2．反回神経

    3．上顎神経

    4．下顎神経　　　　　　　　　　　　　　　解答＿＿＿＿＿＿＿＿

（4）耳下腺に分布する脳神経はどれか。

    1．三叉神経

    2．舌下神経

    3．舌咽神経

    4．内耳神経　　　　　　　　　　　　　　　解答＿＿＿＿＿＿＿＿

第16回 **脳神経と脊髄神経②**

実施日	月　日	制限時間
正解：	／ 9 問	5分

1 つぎの設問に答えなさい。

（1）眼球の運動に関与しない脳神経はどれか。

　　1．外転神経

　　2．滑車神経

　　3．副神経

　　4．動眼神経　　　　　　　　　　　　　　　　解答＿＿＿＿＿＿＿＿＿＿

（2）障害されると咀嚼ができなくなるのはどれか。

　　1．顔面神経

　　2．三叉神経

　　3．舌下神経

　　4．滑車神経　　　　　　　　　　　　　　　　解答＿＿＿＿＿＿＿＿＿＿

（3）障害されると閉眼不能となるのはどれか。

　　1．動眼神経

　　2．滑車神経

　　3．三叉神経

　　4．顔面神経　　　　　　　　　　　　　　　　解答＿＿＿＿＿＿＿＿＿＿

（4）麻痺がおこると肩の挙上ができなくなるのはどれか。

　　1．副神経

　　2．滑車神経

　　3．三叉神経

　　4．外転神経　　　　　　　　　　　　　　　　解答＿＿＿＿＿＿＿＿＿＿

（5）脳神経とその障害による症状との組合せで誤っているものはどれか。

1. 視神経 ― 視力障害

2. 舌下神経 ― 舌の偏位

3. 動眼神経 ― 瞳孔の調節不能

4. 三叉神経 ― 額のしわ寄せ不能　　　　　　　　解答＿＿＿＿＿＿＿＿＿

（6）障害されると嗄声を引き起こすのはどれか。

1. 上顎神経

2. 下顎神経

3. 反回神経

4. 鼓索神経　　　　　　　　　　　　　　　　　　解答＿＿＿＿＿＿＿＿＿

（7）末梢神経とその作用の組合せで誤っているものはどれか。

1. 橈骨神経 ― 母指の伸展

2. 正中神経 ― 手関節の屈曲

3. 坐骨神経 ― 大腿の伸展

4. 腓骨神経 ― 足の背屈　　　　　　　　　　　　解答＿＿＿＿＿＿＿＿＿

（8）障害されると下垂手がみられる神経はどれか。

1. 橈骨神経

2. 脛骨神経

3. 正中神経

4. 腓骨神経　　　　　　　　　　　　　　　　　　解答＿＿＿＿＿＿＿＿＿

（9）尺骨神経の障害で現れる症状はどれか。

1. 鷲手

2. 猿手

3. 下垂足

4. 殿部のしびれ　　　　　　　　　　　　　　　　解答＿＿＿＿＿＿＿＿＿

第17回　自律神経

実施日　　月　　日

正解：　／14問

制限時間 5分

1 文章を読み、正しいものには〇、誤っているものには×を書きなさい。

（1）自律神経は、随意的に制御できない神経である。　　　解答＿＿＿＿＿＿＿

（2）自律神経系の中枢は大脳皮質にある。　　　解答＿＿＿＿＿＿＿

（3）多くの器官が交感神経と副交感神経の両方に支配される。　解答＿＿＿＿＿＿＿

（4）副交感神経は皮膚や骨格筋には分布しない。　　　解答＿＿＿＿＿＿＿

（5）心臓には交感神経の枝のみが分布する。　　　解答＿＿＿＿＿＿＿

（6）ストレス下にあるときにはたらくのは副交感神経である。　解答＿＿＿＿＿＿＿

（7）精神的な興奮は、交感神経のはたらきを促進する。　　解答＿＿＿＿＿＿＿

（8）不安があるときには、交感神経のはたらきは抑制される。　解答＿＿＿＿＿＿＿

（9）交感神経の興奮は心拍数と心拍出量をともに増加させる。　解答＿＿＿＿＿＿＿

（10）自律神経障害は無自覚性低血糖に関与する。　　　解答＿＿＿＿＿＿＿

2 つぎの設問に答えなさい。

（1）副交感神経の節前線維を含まない脳神経はどれか。

    1．動眼神経

    2．三叉神経

    3．顔面神経

    4．舌咽神経　　　　　　　　　　　　　　解答 _____

（2）副交感神経系の緊張で増加するのはどれか。

    1．汗の分泌

    2．胆汁の分泌

    3．アドレナリンの分泌

    4．グリコーゲンの分解　　　　　　　　　解答 _____

（3）交感神経系の緊張で弛緩するのはどれか。

    1．立毛筋

    2．瞳孔散大筋

    3．尿道括約筋

    4．気管支平滑筋　　　　　　　　　　　　解答 _____

（4）交感神経の興奮によって起こる眼の反応はどれか。

    1．明順応

    2．流涙

    3．散瞳

    4．視野狭窄　　　　　　　　　　　　　　解答 _____

第18回 感覚器①
体性感覚と内臓感覚

1 文章を読み、正しいものには〇、誤っているものには×を書きなさい。

（1）内臓感覚は自律神経が感覚受容器となる。

解答＿＿＿＿＿＿＿

（2）深部感覚は、内臓感覚に分類される。

解答＿＿＿＿＿＿＿

（3）侵害受容器は、自由神経終末である。

解答＿＿＿＿＿＿＿

（4）空腹感や口渇感などは、特殊感覚に含まれる。

解答＿＿＿＿＿＿＿

（5）適刺激とは、痛みを感じない程度の適度な刺激をいう。

解答＿＿＿＿＿＿＿

（6）継続的な痛みには順応が起こりやすい。

解答＿＿＿＿＿＿＿

（7）身体の部位に関わらず皮膚に存在する感覚受容器の密度は等しい。

解答＿＿＿＿＿＿＿

（8）筋や腱には、感覚の受容器は存在しない。

解答＿＿＿＿＿＿＿

（9）メルケル触盤は圧力を検知する受容器である。

解答＿＿＿＿＿＿＿

（10）左腕内側の痛みは、狭心症の関連痛が疑われる。

解答＿＿＿＿＿＿＿

2 つぎの設問に答えなさい。

（1）触覚の刺激閾値についての説明で誤っているものはどれか。

　　1．閾値は皮膚の部位によって異なる。

　　2．閾値が高い感覚ほど敏感といえる。

　　3．感覚器が検知できる最低限の刺激の強さをいう。

　　4．閾値は変化する。　　　　　　　　　　　解答 _____

（2）体性感覚の中枢があるのはどれか。

　　1．前頭葉の中心前回

　　2．頭頂葉の中心後回

　　3．側頭葉の上面

　　4．後頭葉の内側面　　　　　　　　　　　解答 _____

（3）真皮の乳頭にあり、痛覚を感知する受容器はどれか。

　　1．マイスネル小体

　　2．ルフィニ小体

　　3．ファーテル-パチニ小体

　　4．自由神経終末　　　　　　　　　　　解答 _____

（4）温・冷覚に関与する温度の受容器となるのはどれか。

　　1．マイスネル小体

　　2．メラニン細胞

　　3．ファーテル-パチニ小体

　　4．自由神経終末　　　　　　　　　　　解答 _____

第19回　感覚器②
特殊感覚

1 つぎの設問に答えなさい。

（1）眼球内で暗室の役割を果たしているのはどれか。

　　1．強膜

　　2．網膜

　　3．虹彩

　　4．脈絡膜　　　　　　　　　　　　　　解答＿＿＿＿＿＿＿＿＿＿＿＿

（2）つぎの説明で誤っているものはどれか。

　　1．眼房水は毛様体の上皮細胞で産生される。

　　2．網膜の錐体細胞にはロドプシンが含まれる。

　　3．網膜の杆体細胞は色覚には関与しない。

　　4．硝子体は眼球内での光の通路となる。　　解答＿＿＿＿＿＿＿＿＿＿＿＿

（3）近くを見るときの反応で誤っているものはどれか。

　　1．毛様体小体が緩む。

　　2．毛様体筋が収縮する。

　　3．瞳孔は収縮する。

　　4．水晶体は薄くなる。　　　　　　　　　解答＿＿＿＿＿＿＿＿＿＿＿＿

（4）視覚の異常について正しいものはどれか。

　　1．瞳孔括約筋の筋力低下は明暗順応を低下させる。

　　2．老化により近方視力よりも遠方視力が低下する。

　　3．水晶体の混濁は老視の原因となる。

　　4．網膜の後方で焦点が結ばれる状態を近視という。　　解答＿＿＿＿＿＿＿＿＿＿＿＿

（5）耳の構造について誤っているものはどれか。

　　1．耳小骨は３個ある。

　　2．骨迷路は、前庭、骨半規管、蝸牛からなる。

　　3．鼓膜は中耳と内耳を隔てている。

　　4．耳管は中耳と咽頭腔をつないでいる。　　　　　解答＿＿＿＿＿＿＿＿＿

（6）耳の機能について誤っているものはどれか。

　　1．球形嚢は頭部の傾きを感知する。

　　2．ラセン器は音波を感知する。

　　3．半規管は角加速度を感知する。

　　4．卵形嚢は骨の振動を感知する。　　　　　　　　解答＿＿＿＿＿＿＿＿＿

（7）つぎの説明で誤っているものはどれか。

　　1．伝音性難聴は内耳の機能障害が原因である。

　　2．聴覚に関わる神経の障害は感音性難聴を引き起こす。

　　3．老化による聴力の低下は高音域から始まる。

　　4．メニエール病は、内耳の障害が原因となる。　　解答＿＿＿＿＿＿＿＿＿

（8）嗅覚について正しいものはどれか。

　　1．嗅覚は順応が起こりにくい。

　　2．水溶性の物質に反応する。

　　3．ヒトでは嗅覚が著しく発達している。

　　4．受容器は嗅粘膜に存在する。　　　　　　　　　解答＿＿＿＿＿＿＿＿＿

（9）味覚について誤っているものはどれか。

　　1．基本味は５つである。

　　2．顔面神経の支配を受ける。

　　3．１つの味蕾は１つの基本味を知覚する。

　　4．味蕾の数は成人よりも小児の方が多い。　　　　解答＿＿＿＿＿＿＿＿＿

皮膚の構造と機能

実施日　　　月　　　日

正解：　　／**14**問

制限時間 **5**分

1 文章を読み、正しいものには○、誤っているものには×を書きなさい。

（1）真皮には、血管や神経は存在しない。　　　解答 _____

（2）体温調節に関与するのはエクリン汗腺である。　　　解答 _____

（3）皮膚表面はアルカリ性である。　　　解答 _____

（4）皮脂の分泌量は老年期に減少する。　　　解答 _____

（5）皮膚に比べて粘膜は細菌が繁殖しにくい。　　　解答 _____

2 文中の空欄に当てはまる語句を書きなさい。

（1）皮膚は外層から表皮、真皮、[　　　　　　　　　　　　]である。

（2）表皮の最も外側の層を [　　　　　　　　　] 層という。

（3）表皮の最も内側の層を [　　　　　　　　　] 層という。

（4）皮膚が産生する、紫外線を吸収する色素を [　　　　　　　　　] 色素という。

（5）紫外線により、皮膚ではビタミン [　　　　　　　　　] が産生される。

3 つぎの設問に答えなさい。

（1）表皮を構成する上皮組織はどれか。

    1．単層円柱上皮

    2．多列線毛上皮

    3．単層扁平上皮

    4．重層扁平上皮　　　　　　　　　　　　解答＿＿＿＿＿＿＿＿＿

（2）エクリン汗腺が多く分布する部位はどれか。

    1．外耳道

    2．手掌

    3．腋窩

    4．外陰部　　　　　　　　　　　　　　　解答＿＿＿＿＿＿＿＿＿

（3）つぎのうち、真皮に存在しないものはどれか。

    1．ケラチン細胞

    2．毛包

    3．立毛筋

    4．脂腺　　　　　　　　　　　　　　　　解答＿＿＿＿＿＿＿＿＿

（4）表皮に存在し、免疫機能に関与するのはどれか。

    1．リゾチーム

    2．ランゲルハンス細胞

    3．ライディッヒ細胞

    4．デーデルライン桿菌　　　　　　　　　解答＿＿＿＿＿＿＿＿＿

第21回　ホルモンと内分泌器官

実施日　　月　　日

正解：　／ 9 問

制限時間 5分

---

1 つぎの設問に答えなさい。

（1）レニンが分泌される器官はどれか。

1．副腎

2．腎臓

3．下垂体

4．視床下部　　　　　　　　　　　　　解答＿＿＿＿＿＿＿＿＿＿＿＿＿＿

（2）サイロキシンが分泌される器官はどれか。

1．甲状腺

2．副甲状腺

3．副腎皮質

4．副腎髄質　　　　　　　　　　　　　解答＿＿＿＿＿＿＿＿＿＿＿＿＿＿

（3）テストステロンが分泌される器官はどれか。

1．前立腺

2．副腎髄質

3．下垂体前葉

4．精巣　　　　　　　　　　　　　　　解答＿＿＿＿＿＿＿＿＿＿＿＿＿＿

（4）プロラクチンが分泌される器官はどれか。

1．下垂体前葉

2．下垂体後葉

3．卵巣

4．精巣　　　　　　　　　　　　　　　解答＿＿＿＿＿＿＿＿＿＿＿＿＿＿

（5）プロゲステロンが分泌される器官はどれか。

　　1．下垂体前葉

　　2．下垂体後葉

　　3．胎盤

　　4．精巣　　　　　　　　　　　　　　　　　　解答＿＿＿＿＿＿＿＿＿＿

（6）副腎髄質で分泌されるホルモンはどれか。

　　1．カルシトニン

　　2．バソプレシン

　　3．アルドステロン

　　4．アドレナリン　　　　　　　　　　　　　　解答＿＿＿＿＿＿＿＿＿＿

（7）腎臓で分泌されるホルモンはどれか。

　　1．コルチゾール

　　2．アルドステロン

　　3．エリスロポエチン

　　4．オキシトシン　　　　　　　　　　　　　　解答＿＿＿＿＿＿＿＿＿＿

（8）膵臓で分泌されるホルモンではないものはどれか。

　　1．インスリン

　　2．ソマトスタチン

　　3．グルカゴン

　　4．セクレチン　　　　　　　　　　　　　　　解答＿＿＿＿＿＿＿＿＿＿

（9）性腺で分泌されるホルモンではないものはどれか。

　　1．オキシトシン

　　2．エストロゲン

　　3．プロゲステロン

　　4．アンドロゲン　　　　　　　　　　　　　　解答＿＿＿＿＿＿＿＿＿＿

第22回 ホルモンの作用

1 つぎの設問に答えなさい。

（1）血圧を上げる作用をもたないホルモンはどれか。

    1．カルシトニン

    2．ノルアドレナリン

    3．バソプレシン

    4．アルドステロン　　　　　　　　　　　　　解答＿＿＿＿＿＿＿＿＿＿

（2）血糖値を上げる作用をもたないホルモンはどれか。

    1．成長ホルモン

    2．コルチゾール

    3．アドレナリン

    4．ANP（心房性ナトリウム利尿ペプチド）　解答＿＿＿＿＿＿＿＿＿＿

（3）アンギオテンシンⅡの作用として誤っているものはどれか。

    1．細動脈を収縮させる。

    2．レニンの分泌を促進する。

    3．腎血流量を増加させる。

    4．アルドステロンの分泌を促進する。　　　解答＿＿＿＿＿＿＿＿＿＿

（4）尿量減少作用が強いのはどれか。

    1．コルチゾール

    2．オキシトシン

    3．バソプレシン

    4．パラソルモン　　　　　　　　　　　　　解答＿＿＿＿＿＿＿＿＿＿

（5）基礎代謝を促進するホルモンはどれか。

    １．トリヨードサイロニン

    ２．アルドステロン

    ３．エストロゲン

    ４．テストステロン　　　　　　　　　　　　　解答＿＿＿＿＿＿＿＿

（6）低血糖により分泌が促進されるのはどれか。

    １．副腎皮質刺激ホルモン

    ２．アルドステロン

    ３．テストステロン

    ４．サイロキシン　　　　　　　　　　　　　　解答＿＿＿＿＿＿＿＿

（7）精子形成を促進するのはどれか。

    １．卵胞刺激ホルモン

    ２．プロゲステロン

    ３．プロラクチン

    ４．ヒト絨毛性ゴナドトロピン　　　　　　　　解答＿＿＿＿＿＿＿＿

（8）脂肪の合成を促進するのはどれか。

    １．グルカゴン

    ２．インスリン

    ３．テストステロン

    ４．コルチゾール　　　　　　　　　　　　　　解答＿＿＿＿＿＿＿＿

（9）血中カルシウム濃度を上昇させるホルモンを分泌する器官はどれか。

    １．下垂体後葉

    ２．副腎皮質

    ３．副腎髄質

    ４．副甲状腺　　　　　　　　　　　　　　　　解答＿＿＿＿＿＿＿＿

第**23**回　**ホルモンの作用と身体の変化**

実施日　　月　　日

正解：　／ 9 問

制限時間 5分

---

1 つぎの設問に答えなさい。

（1）アルドステロンについての説明で誤っているのはどれか。

　　1．腎臓の集合管に作用する。

　　2．Na^+の再吸収を促進する。

　　3．K^+の排泄を抑制する。

　　4．アンジオテンシンⅡにより分泌が促進される。　　　解答＿＿＿＿＿＿＿＿＿

（2）血圧が低下しても分泌が亢進しないのはどれか。

　　1．甲状腺ホルモン

　　2．副腎髄質ホルモン

　　3．レニン

　　4．抗利尿ホルモン　　　解答＿＿＿＿＿＿＿＿＿

（3）閉経後のエストロゲン産生に最も関与する内分泌器官はどれか。

　　1．子宮

　　2．胸腺

　　3．副腎

　　4．甲状腺　　　解答＿＿＿＿＿＿＿＿＿

（4）加齢により分泌量が増加するのはどれか。

　　1．メラトニン

　　2．成長ホルモン

　　3．コルチゾール

　　4．パラソルモン　　　解答＿＿＿＿＿＿＿＿＿

（5）抗利尿ホルモンについての説明で誤っているものはどれか。

1．集合管に作用して水分の再吸収を促進する。

2．Na^+の再吸収を促進する。

3．血管平滑筋に作用し血管を収縮させる。

4．血漿浸透圧の上昇により分泌が促進される。　　　解答＿＿＿＿＿＿＿＿

（6）つぎの説明で誤っているものはどれか。

1．血糖値の低下は成長ホルモンの分泌を促進する。

2．乳児の吸啜刺激はオキシトシンの分泌を促進する。

3．循環血液量の減少は抗利尿ホルモンの分泌を促進する。

4．ヨードの過剰摂取は甲状腺ホルモンの分泌を促進する。

解答＿＿＿＿＿＿＿＿

（7）つぎの説明で正しいものはどれか。

1．グルカゴンはグリコーゲンの分解を促進する。

2．インスリンは脂肪の合成を抑制する。

3．アドレナリンはグリコーゲンの分解を抑制する。

4．成長ホルモンはグリコーゲンの分解を抑制する。　　　解答＿＿＿＿＿＿＿＿

（8）つぎの説明で誤っているものはどれか。

1．甲状腺ホルモンは腸管での糖の吸収を促進する。

2．カルシトニンは、骨吸収を抑制する。

3．血中カルシウム濃度の低下はパラソルモンの分泌を促進する。

4．カルシトニンの過剰分泌は骨粗しょう症の原因となる。

解答＿＿＿＿＿＿＿＿

（9）つぎの説明で正しいものはどれか。

1．コルチゾールの分泌は、夜間に最も多くなる。

2．ストレス下では、アドレナリンの分泌は抑制される。

3．飲酒によりバソプレシンの分泌は抑制される。

4．循環血液量の減少は心房性ナトリウム利尿ペプチドの

　　分泌を促進する。　　　解答＿＿＿＿＿＿＿＿

第24回 血液の しくみとはたらき

実施日　　月　　日

正解：　／9問

制限時間 5分

1 つぎの設問に答えなさい。

（1）血液についての説明で正しいものはどれか。

1．血液は細胞内液である。

2．血液量は、体重のおよそ20％である。

3．フィブリノゲンは血清に含まれる。

4．アルブミンは血漿中で最も多いタンパク質である。　　解答 ＿＿＿＿＿＿＿＿

（2）血球成分についての説明で誤っているものはどれか。

1．赤血球と白血球には核がある。

2．赤血球の寿命は血小板よりも長い。

3．血球の中で最も多いのが赤血球である。

4．白血球は生体防御作用をもつ。　　解答 ＿＿＿＿＿＿＿＿

（3）ヘモグロビンについての説明で誤っているものはどれか。

1．酸素分圧の低下で、酸素と解離しやすくなる。

2．酸素飽和度は総ヘモグロビン中の酸素化ヘモグロビンの割合を示す。

3．脱酸素化ヘモグロビンの減少によりチアノーゼを引き起こす。

4．末梢血液中のヘモグロビン濃度が低下した状態が貧血である。

解答 ＿＿＿＿＿＿＿＿

（4）造血についての説明で正しいものはどれか。

1．造血幹細胞は臍帯血にも存在する。

2．造血は骨髄の脂肪髄で盛んに行われる。

3．顆粒球コロニー刺激因子はリンパ球の産生を促進する。

4．乳児期ごろまでは肝臓でも造血が行われる。

解答 ＿＿＿＿＿＿＿＿

（5）つぎのうち、正常値の範囲はどれか。

　　1．動脈血酸素飽和度80％

　　2．成人女子のヘマトクリット値40％

　　3．成人男子の赤血球数が200万/mm³

　　4．1mm³中の白血球数が2万

解答　_____

（6）生体内で生じた血栓を溶解するのはどれか。

　　1．トロンボプラスチン

　　2．プラスミン

　　3．トロンビン

　　4．カルシウムイオン

解答　_____

（7）血液型についての説明で誤っているものはどれか。

　　1．Rh（－）は日本人では1％未満である。

　　2．A型のヒトの血漿には抗B抗体がある。

　　3．O型のヒトの赤血球膜表面にはA抗原もB抗原もない。

　　4．Rh（－）の血液をRh（＋）の人に輸血してはならない。

解答　_____

（8）血液の異常について正しいものはどれか。

　　1．鉄の摂取不足により、赤血球の寿命は短くなる。

　　2．脱水により、ヘモグロビン濃度は低下する。

　　3．再生不良性貧血ではすべての血球成分が減少を示す。

　　4．内因子の欠乏は溶血性貧血の原因となる。

解答　_____

（9）血液の検査で誤っているものはどれか。

　　1．主試験では輸血用の血清と受血者の血球を混和する。

　　2．プロトロンビン時間は、血液の凝固機能を調べるために行う。

　　3．赤血球沈降速度が亢進している場合は炎症性の疾患を疑う。

　　4．出血時間の検査で2分は基準値内である。

解答　_____

第**25**回

血管系の構造と機能

実施日　　月　　日

正解：　　／14問

制限時間 5分

1 文章を読み、正しいものには〇、誤っているものには×を書きなさい。

（1）静脈の血流は、骨格筋の収縮により起こる。　　解答＿＿＿＿＿＿

（2）静脈には逆流を防ぐ弁はない。　　解答＿＿＿＿＿＿

（3）静脈は拍動しない。　　解答＿＿＿＿＿＿

（4）動脈壁において、最も厚いのは外膜である。　　解答＿＿＿＿＿＿

（5）静脈に比べ、動脈の断面は扁平である。　　解答＿＿＿＿＿＿

2 文中の空欄に当てはまる語句を書きなさい。

（1）動脈と静脈をつなぐ細い血管を［　　　　　　　］血管という。

（2）他の動脈との間で吻合をもたない動脈を［　　　　　　　］動脈という。

（3）太い動脈には何層もの［　　　　　　　］線維が存在する。

（4）心臓から出る大動脈の描くアーチ部分を大動脈［　　　　　　　］という。

（5）腹部臓器の静脈が合流し肝臓へ入る静脈を肝［　　　　　　　］脈という。

3 つぎの設問に答えなさい。

（1）血管の運動中枢があるのはどれか。

1．大脳

2．小脳

3．延髄

4．視床下部　　　　　　　　　　　解答 _____

（2）血管を拡張させる作用をもつのはどれか。

1．アンギオテンシンⅡ

2．ヒスタミン

3．エンドセリン

4．トロンボキサンA_2　　　　　　解答 _____

（3）洞様毛細血管（類洞）がみられるのはどれか。

1．心臓

2．脳

3．小腸

4．肝臓　　　　　　　　　　　　　解答 _____

（4）血管に吻合がないのはどれか。

1．皮静脈

2．冠状動脈

3．膝窩動脈

4．腸絨毛の毛細血管　　　　　　　解答 _____

第26回　全身の血管

1 つぎの設問に答えなさい。

（1）人体の右側のみにあるのはどれか。

　　1．総頸動脈

　　2．腋窩動脈

　　3．鎖骨下動脈

　　4．腕頭動脈　　　　　　　　　　　　　解答＿＿＿＿＿＿＿＿＿＿＿＿＿

（2）大動脈弓から直接出る血管ではないものはどれか。

　　1．左総頸動脈

　　2．腕頭動脈

　　3．腋窩動脈

　　4．左鎖骨下動脈　　　　　　　　　　　解答＿＿＿＿＿＿＿＿＿＿＿＿＿

（3）椎骨動脈とともに大脳動脈輪をつくるのはどれか。

　　1．内頸動脈

　　2．外頸動脈

　　3．浅側頭動脈

　　4．腕頭動脈　　　　　　　　　　　　　解答＿＿＿＿＿＿＿＿＿＿＿＿＿

（4）つぎのうち、最も下肢側にあるのはどれか。

　　1．総腸骨動脈

　　2．腎動脈

　　3．総肝動脈

　　4．上腸間膜動脈　　　　　　　　　　　解答＿＿＿＿＿＿＿＿＿＿＿＿＿

（5）体表からの触診で最も触れにくいのはどれか。

　　1．総頸動脈

　　2．橈骨動脈

　　3．大腿動脈

　　4．外腸骨動脈　　　　　　　　　　　　　　　解答＿＿＿＿＿＿＿

（6）胸椎の右側を上行する静脈はどれか。

　　1．内頸静脈

　　2．奇静脈

　　3．鎖骨下静脈

　　4．門脈　　　　　　　　　　　　　　　　　　解答＿＿＿＿＿＿＿

（7）下肢の静脈ではないものはどれか。

　　1．大伏在静脈

　　2．大腿静脈

　　3．内腸骨静脈

　　4．前脛骨静脈　　　　　　　　　　　　　　　解答＿＿＿＿＿＿＿

（8）大動脈系と比較した肺動脈系の特徴はどれか。

　　1．血中酸素分圧が高い。

　　2．塞栓症が起こりやすい。

　　3．血圧が高い。

　　4．血管壁が厚い。　　　　　　　　　　　　　解答＿＿＿＿＿＿＿

（9）循環経路で正しいものはどれか。

　　1．上腕動脈→尺骨動脈→橈骨動脈

　　2．椎骨動脈→脳底動脈→ウィリス動脈輪

　　3．上腸間膜静脈→門脈→肝動脈

　　4．鎖骨下静脈→腋窩静脈→上腕静脈　　　　　解答＿＿＿＿＿＿＿

第27回　リンパ系

1 文章を読み、正しいものには〇、誤っているものには×を書きなさい。

（1）リンパ管には弁はない。

解答＿＿＿＿＿＿＿＿＿＿

（2）リンパの流れは静脈と同方向である。

解答＿＿＿＿＿＿＿＿＿＿

（3）リンパには、脂肪成分が含まれる。

解答＿＿＿＿＿＿＿＿＿＿

（4）右のリンパ本幹は、右の静脈角に注ぐ。

解答＿＿＿＿＿＿＿＿＿＿

（5）左半身からのリンパ管は合流して胸管となる。

解答＿＿＿＿＿＿＿＿＿＿

（6）胸管のリンパは動脈系へ直接流入する。

解答＿＿＿＿＿＿＿＿＿＿

（7）リンパの流れは心臓の拍出力の影響を強く受ける。

解答＿＿＿＿＿＿＿＿＿＿

（8）血管と同じように、リンパ管にも毛細リンパ管がある。

解答＿＿＿＿＿＿＿＿＿＿

（9）乳びは、無色透明のリンパである。

解答＿＿＿＿＿＿＿＿＿＿

（10）リンパの停滞は、浮腫を引き起こす。

解答＿＿＿＿＿＿＿＿＿＿

2 つぎの設問に答えなさい。

（1）健常成人の１日のリンパ流量はどれくらいか。

　　　1．500mL〜1L

　　　2．3L〜4L

　　　3．7L〜10L

　　　4．20L　　　　　　　　　　　　　　　解答＿＿＿＿＿＿＿＿＿＿

（2）リンパ系のはたらきとして誤っているものはどれか。

　　　1．過剰な組織液の回収

　　　2．組織中の不要なタンパク質の除去

　　　3．病原菌に対する免疫反応

　　　4．赤血球の運搬　　　　　　　　　　　解答＿＿＿＿＿＿＿＿＿＿

（3）リンパ器官の説明で誤っているものはどれか。

　　　1．胸腺は小児期に最も発達し、年齢とともに退化する。

　　　2．扁桃は咽頭部分にある。

　　　3．脾臓のうち、赤脾髄にはリンパ球が常在する。

　　　4．鼠径部にはリンパ節が特に多い。　　解答＿＿＿＿＿＿＿＿＿＿

（4）パイエル板がみられるのはどこか。

　　　1．胃底腺

　　　2．回腸

　　　3．虫垂

　　　4．肝臓　　　　　　　　　　　　　　　解答＿＿＿＿＿＿＿＿＿＿

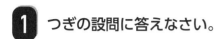

第 **28** 回

心臓の
しくみとはたらき

実施日　　月　　日

正解：　　／ 9 問

制限時間

5 分

---

1 つぎの設問に答えなさい。

（1）心臓の構造について、誤っているものはどれか。

　　1．心臓は正中線のやや左側に位置する。

　　2．心臓壁は、3 層からなる。

　　3．右心室の心臓壁は左心室の心臓壁よりも厚い。

　　4．心臓の下側（腹部寄り）の先端を心尖部という。　　解答 _____

（2）心臓の構造について、正しいものはどれか。

　　1．成人では、およそ 500g の重さである。

　　2．心臓壁は平滑筋で形成される。

　　3．右心房には上大静脈のみが入る。

　　4．心臓を包む心膜は、漿膜である。　　解答 _____

（3）心臓の弁についての説明で、正しいものはどれか。

　　1．右房室弁には、動脈血が通る。

　　2．肺動脈弁には、静脈血が通る。

　　3．右房室弁は、僧帽弁ともよばれる。

　　4．左房室弁は、3 枚の弁膜からなる。　　解答 _____

（4）洞房結節があるのはどこか。

　　1．右心房

　　2．左心房

　　3．右心室

　　4．左心室　　解答 _____

（5）心臓の拍出機能についての説明で、誤っているものはどれか。

    1．安静時の健常成人の1回心拍出量は、約250mLである。

    2．健常成人の安静時における心拍数は、約70回/分である。

    3．健常成人では、収縮期の左心内圧は約120mmHgである。

    4．副交感神経のはたらきで、心臓の拍動は抑制される。

解答＿＿＿＿＿＿＿＿＿＿＿＿

（6）冠状動脈についての説明で誤っているのはどれか。

    1．大動脈から2本の冠状動脈が出る。

    2．冠状動脈は大動脈弁のすぐ下から出る。

    3．前下行枝（前室間枝）は、左冠状動脈から分かれる。

    4．右冠状動脈の閉塞で下壁梗塞をきたす。

解答＿＿＿＿＿＿＿＿＿＿＿＿

（7）刺激伝導系の経路で正しいものはどれか。

    1．洞房結節→房室結節→ヒス束→右脚・左脚→プルキンエ線維

    2．洞房結節→房室結節→右脚・左脚→プルキンエ線維→ヒス束

    3．洞房結節→ヒス束→プルキンエ線維→右脚・左脚→房室結節

    4．洞房結節→右脚・左脚→房室結節プルキンエ線維→ヒス束

解答＿＿＿＿＿＿＿＿＿＿＿＿

（8）健常な成人の心臓について右心室と左心室で等しいのはどれか。

    1．拡張時の内圧

    2．収縮時の内圧

    3．心室壁の厚さ

    4．1回拍出量

解答＿＿＿＿＿＿＿＿＿＿＿＿

（9）心臓の自動的収縮について正しいものはどれか。

    1．運動神経の興奮で促進される。

    2．迷走神経の興奮により抑制される。

    3．ペースメーカーはヒス束である。

    4．中脳による支配を受ける。

解答＿＿＿＿＿＿＿＿＿＿＿＿

第**29**回　# 心臓の機能と循環動態

実施日　　月　　日

正解：　／**9**問

制限時間 **5**分

1 つぎの設問に答えなさい。

（1）心拍数（HR）と脈拍数（P）との関係で正しいのはどれか。

　　1．HR ≦ P

　　2．HR ＜ PまたはHR ＞ P

　　3．HR ≧ P

　　4．HR ＝ P　　　　　　　　　　　　　　　　　解答　＿＿＿＿＿＿＿＿＿＿＿

（2）血圧についての説明で正しいものはどれか。

　　1．通常は、静脈の内圧を血圧という。

　　2．心室の拡張期の血圧が最高血圧である。

　　3．最高血圧と最低血圧の和を脈圧という。

　　4．おもに心拍出量と末梢血管抵抗により決まる。　解答　＿＿＿＿＿＿＿＿＿＿＿

（3）拡張期血圧の上昇をきたす要因はどれか。

　　1．副交感神経の興奮

　　2．末梢血管抵抗の増大

　　3．血液の粘稠度の低下

　　4．動脈血酸素分圧〈PaO_2〉の上昇　　　　　　解答　＿＿＿＿＿＿＿＿＿＿＿

（4）循環動態で正しいものはどれか。

　　1．大動脈弁が閉鎖不全をおこすと脈圧は増大する。

　　2．心臓の1回拍出量が増加すると収縮期血圧は低下する。

　　3．末梢血管抵抗が増大すると拡張期血圧は低下する。

　　4．大血管の弾力性が低下すると収縮期血圧も低下する。

　　　　　　　　　　　　　　　　　　　　　　　　　解答　＿＿＿＿＿＿＿＿＿＿＿

（5）仰臥位から立位になった直後の変化として誤っているものはどれか。

　　1．静脈還流量の減少

　　2．中心静脈圧の低下

　　3．収縮期血圧の低下

　　4．脈拍数の減少　　　　　　　　　　　　　　　　　解答＿＿＿＿＿＿＿＿＿＿＿

（6）肺血流量が最も減少する体位はどれか。

　　1．座　位

　　2．仰臥位

　　3．立　位

　　4．Fowler〈ファウラー〉位　　　　　　　　　　　解答＿＿＿＿＿＿＿＿＿＿＿

（7）心音で正しいものはどれか。

　　1．Ⅰ音は心室が拡張し始めるときに生じる。

　　2．Ⅰ音は僧帽弁と三尖弁が開く音である。

　　3．Ⅱ音は心室が収縮し始めるときに生じる。

　　4．Ⅱ音は大動脈弁と肺動脈弁とが閉じる音である。　解答＿＿＿＿＿＿＿＿＿＿＿

（8）心電図の波形について誤っているものはどれか。

　　1．心拍数が増加するとQT時間は長くなる。

　　2．T波は、心室筋の再分極により生じる。

　　3．P波は、心房の興奮を表す。

　　4．QRS群は、心室の興奮の始まりを表す。　　　　解答＿＿＿＿＿＿＿＿＿＿＿

（9）心電図でT波の上昇の原因となるのはどれか。

　　1．高カルシウム血症

　　2．低カルシウム血症

　　3．高カリウム血症

　　4．低カリウム血症　　　　　　　　　　　　　　　解答＿＿＿＿＿＿＿＿＿＿＿

呼吸器のしくみ

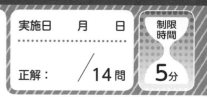

実施日　　月　　日

正解：　　／14問

制限時間 5分

1 文章を読み、正しいものには〇、誤っているものには×を書きなさい。

（1）声門は喉頭にある。　　　　　　　　　　　　　　解答＿＿＿＿＿＿＿＿＿

（2）肺は縦隔に含まれる。　　　　　　　　　　　　　解答＿＿＿＿＿＿＿＿＿

（3）右の肺は3葉に分かれている。　　　　　　　　　解答＿＿＿＿＿＿＿＿＿

（4）左右の肺では、左の肺の方が若干小さい。　　　解答＿＿＿＿＿＿＿＿＿

（5）肺を覆う胸膜は粘膜に分類される。　　　　　　解答＿＿＿＿＿＿＿＿＿

2 文中の空欄に当てはまる語句を書きなさい。

（1）鼻から肺まで続く空気の通り道を ［　　　　　　　　　　］ という。

（2）肺に入った気管支はすぐに ［　　　　　　　　　　］ 気管支に分岐する。

（3）気管支の先端に形成される袋状器官が ［　　　　　　　　　　］ である。

（4）胸膜のうち、胸郭内面に接するのが ［　　　　　　　　　　］ 胸膜である。

（5）喉頭隆起を形成するのは ［　　　　　　　　　　］ 軟骨である。

3 つぎの設問に答えなさい。

（1）副鼻腔をつくる骨に含まれないものはどれか。

1．上顎骨

2．蝶形骨

3．前頭骨

4．鼻骨　　　　　　　　　　　　　　　　　　　解答＿＿＿＿＿＿＿＿＿＿＿

（2）気管支についての説明で正しいものはどれか。

1．第8〜9胸椎付近で左右の気管支に分岐する。

2．左の気管支は右の気管支よりも分岐角度が大きい。

3．右の気管支は左の気管支よりも長い。

4．右の気管支は左の気管支よりも直径が小さい。　解答＿＿＿＿＿＿＿＿＿＿＿

（3）つぎの説明で正しいものはどれか。

1．気管軟骨は後壁には存在しない。

2．成人の気管はおよそ25cmほどである。

3．誤飲した異物が入りやすいのは左の気管支である。

4．細気管支はさらに区域気管支に分岐する。　　解答＿＿＿＿＿＿＿＿＿＿＿

（4）つぎの説明で誤っているものはどれか。

1．肺の栄養血管は気管支動・静脈である。

2．成人よりも小児の方が肺胞の数は少ない。

3．肺胞は単層扁平上皮からなる。

4．右肺は9の肺区域に分けられる。　　　　　　解答＿＿＿＿＿＿＿＿＿＿＿

第31回

呼吸器のはたらき

実施日　　月　　日

正解：　　／ **14**問

制限時間 **5**分

1 文章を読み、正しいものには〇、誤っているものには✕を書きなさい。

（1）気道には取り入れた空気の温度を下げる作用がある。　　解答＿＿＿＿＿＿＿

（2）気管支は迷走神経刺激で拡張する。　　解答＿＿＿＿＿＿＿

（3）気道抵抗は、肺拡散能に影響を与える。　　解答＿＿＿＿＿＿＿

（4）加齢により肺の弾性は低下する。　　解答＿＿＿＿＿＿＿

（5）呼気時の肺の収縮には、肺の弾力性も関与する。　　解答＿＿＿＿＿＿＿

（6）吸息時は胸郭の容積は増大する。　　解答＿＿＿＿＿＿＿

（7）吸気時には、横隔膜は収縮する。　　解答＿＿＿＿＿＿＿

（8）横隔膜が収縮すると胸郭の容積は小さくなる。　　解答＿＿＿＿＿＿＿

（9）毎分肺胞換気量は、毎分換気量より少ない。　　解答＿＿＿＿＿＿＿

（10）肺サーファクタントは肺胞の表面張力を低下させる。　　解答＿＿＿＿＿＿＿

2 つぎの設問に答えなさい。

（1）吸息時に収縮する筋はどれか。

　　　1．外肋間筋

　　　2．内肋間筋

　　　3．腹直筋

　　　4．腹横筋　　　　　　　　　　　　　　　　解答＿＿＿＿＿＿＿＿＿＿＿

（2）呼吸の中枢があるのは延髄とどこか。

　　　1．橋

　　　2．中脳

　　　3．間脳

　　　4．大脳　　　　　　　　　　　　　　　　　解答＿＿＿＿＿＿＿＿＿＿＿

（3）内圧が陽圧になるのはどれか。

　　　1．呼息時の肺胞

　　　2．吸息時の肺胞

　　　3．呼息時の胸膜腔

　　　4．吸息時の胸膜腔　　　　　　　　　　　　解答＿＿＿＿＿＿＿＿＿＿＿

（4）つぎの説明で正しいものはどれか。

　　　1．内呼吸は肺で行われる。

　　　2．呼吸筋はおもに呼気に用いられる。

　　　3．腹式呼吸は胸式呼吸より呼吸容積が大きい。

　　　4．胸腔内圧は常に陰圧である。　　　　　　解答＿＿＿＿＿＿＿＿＿＿＿

第32回 呼吸のメカニズムと変化

実施日　　月　　日

正解：　／9問

制限時間 5分

1 つぎの設問に答えなさい。

（1）1回換気量＋予備吸気量＋予備呼気量で求められるのはどれか。

1．全肺気量

2．残気量

3．肺活量

4．肺胞換気量　　　　　　　　　　　　　　　解答＿＿＿＿＿＿＿＿＿

（2）血液による二酸化炭素の運搬で最も多いのはどれか。

1．そのままの形で血漿中に溶解する。

2．赤血球のヘモグロビンと結合する。

3．重炭酸イオンになり血漿中に溶解する。

4．炭酸水素ナトリウムになり血漿中に溶解する。　　解答＿＿＿＿＿＿＿＿＿

（3）つぎの説明で誤っているものはどれか。

1．呼吸の末梢化学受容器は大動脈に存在する。

2．呼吸中枢にある化学受容器はPCO_2の変化に敏感である。

3．PO_2が低下すると末梢化学受容器からの刺激で換気量は増加する。

4．頸動脈小体は迷走神経により血液の変化を中枢へ伝える。

解答＿＿＿＿＿＿＿＿＿

（4）つぎの説明で正しいものはどれか。

1．呼気でもCO_2濃度よりO_2濃度の方が高い。

2．動脈血pHの上昇により、呼吸数は促進される。

3．動脈血酸素分圧は肺胞内酸素分圧に等しい。

4．動脈血二酸化炭素分圧の低下は呼吸運動を促進する。　　解答＿＿＿＿＿＿＿＿＿

（5）つぎの説明で正しいものはどれか。

　　1．成人の１回換気量は約 150mL である。

　　2．最大呼気時の機能的残気量は０になる。

　　3．％肺活量は 80 以上で正常とされる。

　　4．通常の呼吸で１秒間に呼出される空気量を１秒量という。

解答 _____

（6）ガスの運搬で誤っているのはどれか。

　　1．酸素は炭酸ガスよりも血漿中に溶解しやすい。

　　2．肺でのガス交換は拡散によって行われる。

　　3．静脈血中にも酸素はふくまれている。

　　4．酸素分圧の低下でヘモグロビンは酸素と解離しやすくなる。

解答 _____

（7）血中濃度が増加したときに呼吸を促進するのはどれか。

　　1．塩化物イオン

　　2．重炭酸イオン

　　3．ナトリウムイオン

　　4．水素イオン　　　　　　　　　　　　　　　　解答 _____

（8）呼吸数の増加に関与しないものはどれか。

　　1．脳圧亢進

　　2．体温の上昇

　　3．血中アドレナリン濃度の上昇

　　4．プロゲステロンの分泌促進　　　　　　　　　解答 _____

（9）チェーン・ストークス呼吸の特徴はどれか。

　　1．糖尿病などでみられ、大きく、深い呼吸がゆっくりと続く。

　　2．髄膜炎などでみられ、頻呼吸と無呼吸を不規則に繰り返す。

　　3．過換気と低換気、無呼吸を規則的に繰り返す異常呼吸である。

　　4．腎不全を伴う尿毒症などでみられる異常呼吸である。

解答 _____

第33回

生体防御機構のしくみ

実施日　　月　　日

正解：　　／**14**問

制限
時間

5分

---

1 文章を読み、正しいものには○、誤っているものには✕を書きなさい。

（1）血球細胞のうち、貪食作用をもつのは白血球である。　　解答＿＿＿＿＿＿＿

（2）粘膜は皮膚に比べて生体防御力は弱い。　　解答＿＿＿＿＿＿＿

（3）抗菌作用をもつリゾチームは涙液に含まれる。　　解答＿＿＿＿＿＿＿

（4）B細胞は骨髄で産生され胸腺で成熟する。　　解答＿＿＿＿＿＿＿

（5）T細胞は抗体を産生する。　　解答＿＿＿＿＿＿＿

---

2 文中の空欄に当てはまる語句を書きなさい。

（1）非自己と認識され免疫反応を引き起こす異物を［　　　　　　　　　　］という。

（2）抗体は、免疫［　　　　　　　　　］とよばれるタンパク質である。

（3）B細胞が主体となる免疫を［　　　　　　　　　］性免疫という。

（4）T細胞が主体となる免疫を［　　　　　　　　　］性免疫という。

（5）抗体や補体が食細胞の食作用を助ける作用を［　　　　　　　　　］作用という。

3 つぎの設問に答えなさい。

（1）皮膚に存在する免疫細胞はどれか。

　　1．ライディッヒ細胞

　　2．ランゲルハンス細胞

　　3．メラノサイト

　　4．NK 細胞　　　　　　　　　　　　　　　　解答＿＿＿＿＿＿＿＿＿＿

（2）感染防御に有効でないのはどれか。

　　1．血清中のプラスミノゲン

　　2．T 細胞が放出するサイトカイン

　　3．胃液に含まれる胃酸

　　4．膣粘膜のグリコーゲン　　　　　　　　　　解答＿＿＿＿＿＿＿＿＿＿

（3）皮膚・粘膜と防御機構の組み合わせで誤っているものはどれか。

　　1．鼻腔 ― 粘液

　　2．腸管内 ― デーデルライン桿菌

　　3．皮膚表面 ― 弱酸性の皮脂

　　4．気道 ― 線毛上皮細胞　　　　　　　　　　解答＿＿＿＿＿＿＿＿＿＿

（4）能動免疫はどれか。

　　1．胎児が母親から受け継ぐ免疫

　　2．抗血清の与薬

　　3．抗体の投与

　　4．ワクチンの接種　　　　　　　　　　　　　解答＿＿＿＿＿＿＿＿＿＿

第34回 免疫細胞と抗体のはたらき

実施日　　月　　日

正解：　／ 9 問

制限
時間

5分

1 つぎの設問に答えなさい。

（1）細胞性免疫に関わる細胞はどれか。

　　1．マクロファージ

　　2．肥満細胞

　　3．形質細胞

　　4．B 細胞　　　　　　　　　　　　　　　解答＿＿＿＿＿＿＿＿＿＿＿

（2）貪食能を有する細胞でないものはどれか。

　　1．T 細胞

　　2．好中球

　　3．単球

　　4．マクロファージ　　　　　　　　　　　解答＿＿＿＿＿＿＿＿＿＿＿

（3）つぎのうち、抗原提示細胞でないものはどれか。

　　1．マクロファージ

　　2．好中球

　　3．樹状細胞

　　4．ランゲルハンス細胞　　　　　　　　　解答＿＿＿＿＿＿＿＿＿＿＿

（4）オプソニン効果を生じるのはどれか。

　　1．B リンパ球

　　2．T リンパ球

　　3．好塩基球

　　4．好中球　　　　　　　　　　　　　　　解答＿＿＿＿＿＿＿＿＿＿＿

（5）ウイルス感染後の長期の獲得免疫に関わるのはどれか。

　　　1．肥満細胞

　　　2．メモリーT細胞

　　　3．好中球

　　　4．好酸球　　　　　　　　　　　　　　　　　解答

（6）つぎの説明で誤っているものはどれか。

　　　1．B細胞はインターロイキンを放出する。

　　　2．肥満細胞はヒスタミンを放出する。

　　　3．NK細胞は強い細胞障害性を有する。

　　　4．T細胞は移植臓器に対する拒絶反応を引き起こす。　　　解答

（7）抗体のはたらきに含まれないものはどれか。

　　　1．補体の活性化

　　　2．ウイルスの増殖能力の抑制

　　　3．白血球による食作用の促進

　　　4．抗原への貪食作用　　　　　　　　　　　　解答

（8）抗体についての説明で正しいものはどれか。

　　　1．健康な成人の血漿中に最も多いのはIgGである。

　　　2．胎盤を通過できるのはIgAのみである。

　　　3．異物を認識したときに最初につくられるのがIgEである。

　　　4．母乳中に最も多く含まれるのはIgMである。

　　　　　　　　　　　　　　　　　　　　　　　　解答

（9）つぎのうち、I型アレルギーを引き起こす抗体はどれか。

　　　1．IgA

　　　2．IgD

　　　3．IgE

　　　4．IgM　　　　　　　　　　　　　　　　　　解答

第35回 口腔・咽頭・食道のしくみとはたらき

実施日　　月　　日

正解：／14問

制限時間 5分

1 文章を読み、正しいものには〇、誤っているものには×を書きなさい。

（1）唾液腺で最も大きなものは舌下腺である。　解答

（2）唾液の分泌量が最も多いのは顎下腺である。　解答

（3）咀嚼は咀嚼筋の不随意運動で行われる。　解答

（4）軟口蓋は鼻腔への食物の通行を遮断する。　解答

（5）食道は、強く厚い外膜で覆われる。　解答

2 文中の空欄に当てはまる語句・数字を書きなさい。

（1）歯冠の表面は人体で最も硬い［　　　　　］質で覆われる。

（2）口腔内には舌下腺、顎下腺、［　　　　　］腺という三大唾液腺がある。

（3）咀嚼運動は、脳神経のうち［　　　　　］神経に支配される。

（4）咽頭のリンパ組織の集まりを［　　　　　］咽頭輪という。

（5）食道には、［　　　　　］か所の狭窄部がある。

3 つぎの設問に答えなさい。

（1）唾液に含まれる消化酵素はどれか。

　　1．α-アミラーゼ

　　2．ムチン

　　3．トリプシン

　　4．リゾチーム　　　　　　　　　　　　　解答＿＿＿＿＿＿＿＿＿＿＿＿

（2）食道の粘膜を構成するのはどれか。

　　1．単層円柱上皮

　　2．重層扁平上皮

　　3．単層扁平上皮

　　4．多列線毛上皮　　　　　　　　　　　　解答＿＿＿＿＿＿＿＿＿＿＿＿

（3）食道についての説明で誤っているものはどれか。

　　1．上部1/3は平滑筋性である。

　　2．心臓の背側（後方）を下行する。

　　3．成人では全長25cmほどである。

　　4．横隔膜を貫通する。　　　　　　　　　解答＿＿＿＿＿＿＿＿＿＿＿＿

（4）つぎの説明で正しいものはどれか。

　　1．嚥下と同時に喉頭蓋が開く。

　　2．味覚は顔面神経と舌下神経の支配である。

　　3．食道では蠕動運動が起こらない。

　　4．食道にも括約筋がある。　　　　　　　解答＿＿＿＿＿＿＿＿＿＿＿＿

第**36**回　**胃のしくみとはたらき**

実施日	月 日
正解：	／14問

制限
時間
5分

1 文章を読み、正しいものには〇、誤っているものには✕を書きなさい。

（1）胃は後腹膜器官である。　　　　　　　　　　　　解答＿＿＿＿＿＿＿＿

（2）胃の小彎部には括約筋が存在する。　　　　　　　解答＿＿＿＿＿＿＿＿

（3）3層からなる胃壁の最も外層は漿膜である。　　　解答＿＿＿＿＿＿＿＿

（4）胃壁の平滑筋層は2層からなる。　　　　　　　　解答＿＿＿＿＿＿＿＿

（5）角切痕は胃の大彎部にあるくびれである。　　　　解答＿＿＿＿＿＿＿＿

（6）胃でも多くの栄養素が吸収される。　　　　　　　解答＿＿＿＿＿＿＿＿

（7）胃液のpHは1～2である。　　　　　　　　　　　解答＿＿＿＿＿＿＿＿

（8）食物が胃に入るとセクレチンの分泌が増加する。　解答＿＿＿＿＿＿＿＿

（9）アセチルコリンにより胃酸の分泌は促進する。　　解答＿＿＿＿＿＿＿＿

（10）ヒスタミンは胃酸の分泌を抑制する。　　　　　　解答＿＿＿＿＿＿＿＿

2 つぎの設問に答えなさい。

（１）つぎの説明で正しいものはどれか。

　　　１．胃は第５胸椎の高さで食道からつながる。

　　　２．胃の粘膜は単層円柱上皮からなる。

　　　３．胃の出口を噴門という。

　　　４．胃のうち、腸と接する部分を胃底とよぶ。　　　解答＿＿＿＿＿＿＿＿＿＿＿

（２）胃腺においてペプシノゲンを分泌するのはどれか。

　　　１．壁細胞

　　　２．傍細胞

　　　３．主細胞

　　　４．副細胞　　　　　　　　　　　　　　　　　　　解答＿＿＿＿＿＿＿＿＿＿＿

（３）つぎの説明で誤っているものはどれか。

　　　１．ガストリンは胃液の分泌を促進する。

　　　２．内因子は胃粘膜を保護する。

　　　３．塩酸はペプシノゲンを活性化する。

　　　４．胃の切除は貧血の原因となる。　　　　　　　　解答＿＿＿＿＿＿＿＿＿＿＿

（４）つぎの説明で正しいものはどれか。

　　　１．迷走神経の興奮により胃液の分泌は抑制される。

　　　２．胃腺から分泌される粘液は弱酸性である。

　　　３．ヘリコバクターピロリは胃の粘膜を保護する。

　　　４．アウエルバッハ神経叢は胃の蠕動運動を調節する。　解答＿＿＿＿＿＿＿＿＿＿＿

第37回

小腸の
しくみとはたらき

実施日　　　月　　　日

正解：　　／14問

制限
時間
5分

---

1 文章を読み、正しいものには〇、誤っているものには✕を書きなさい。

（1）成人では、十二指腸の長さは50cmほどである。　　解答 _____

（2）十二指腸腺からはアルカリ性の粘液が分泌される。　　解答 _____

（3）小十二指腸乳頭には主膵管が開口する。　　解答 _____

（4）小腸のうち、十二指腸だけが腸間膜をもつ。　　解答 _____

（5）十二指腸は後腹膜器官である。　　解答 _____

（6）空腸は後腹膜器官に含まれない。　　解答 _____

（7）空腸と回腸の移行部には括約筋が存在する。　　解答 _____

（8）十二指腸と空腸の移行部にバウヒン弁がある。　　解答 _____

（9）空腸は回腸よりも太い。　　解答 _____

（10）小腸の内容物は分節運動により大腸に移送される。　　解答 _____

2 つぎの設問に答えなさい。

（1）つぎのうち、小腸にないものはどれか。

1．オッディ括約筋

2．パイエル板

3．パネート細胞

4．グリソン鞘　　　　　　　　　　　　　　解答 _____

（2）十二指腸液中に最も多く分泌されるのはどれか。

1．IgA

2．IgE

3．IgG

4．IgM　　　　　　　　　　　　　　　　　解答 _____

（3）十二指腸で分泌されないものはどれか。

1．セクレチン

2．グルカゴン

3．コレシストキニン

4．ソマトスタチン　　　　　　　　　　　　解答 _____

（4）小腸で消化吸収される栄養素のうち、胸管を通るのはどれか。

1．糖質

2．中性脂肪

3．タンパク質

4．水溶性ビタミン　　　　　　　　　　　　解答 _____

第38回 大腸・肛門の しくみとはたらき

1 文章を読み、正しいものには〇、誤っているものには✕を書きなさい。

（1）成人において、大腸の長さは1.6mほどである。　　　解答＿＿＿＿＿＿＿

（2）大腸にも絨毛が存在する。　　　解答＿＿＿＿＿＿＿

（3）小腸と比較して大腸は太い。　　　解答＿＿＿＿＿＿＿

（4）大腸液にも消化酵素が含まれる。　　　解答＿＿＿＿＿＿＿

（5）大腸では電解質の吸収が行われる。　　　解答＿＿＿＿＿＿＿

（6）結腸ヒモは、外縦走筋からなる。　　　解答＿＿＿＿＿＿＿

（7）横行結腸は後腹膜器官に含まれない。　　　解答＿＿＿＿＿＿＿

（8）上行結腸と下行結腸はどちらも後腹膜器官である。　　　解答＿＿＿＿＿＿＿

（9）男性では、直腸は膀胱の腹側にある。　　　解答＿＿＿＿＿＿＿

（10）大腸の蠕動運動が低下すると下痢になる。　　　解答＿＿＿＿＿＿＿

2 つぎの設問に答えなさい。

（1）結腸の最後尾はどれか。

　　1．横行結腸

　　2．下行結腸

　　3．S状結腸

　　4．上行結腸　　　　　　　　　　　　　　　　　　解答＿＿＿＿＿＿＿＿＿＿

（2）排便反射の中枢があるのはどこか。

　　1．中脳

　　2．延髄

　　3．腰髄

　　4．仙髄　　　　　　　　　　　　　　　　　　　　解答＿＿＿＿＿＿＿＿＿＿

（3）大腸の腸内細菌により産生されるのはどれか。

　　1．ビタミンA

　　2．ビタミンC

　　3．ビタミンD

　　4．ビタミンK　　　　　　　　　　　　　　　　　解答＿＿＿＿＿＿＿＿＿＿

（4）つぎの説明で正しいものはどれか。

　　1．排便時、内肛門括約筋は不随意で弛緩する。

　　2．排便時、直腸が弛緩する。

　　3．外肛門括約筋を支配するのは副交感神経である。

　　4．外肛門括約筋は平滑筋性である。　　　　　　　解答＿＿＿＿＿＿＿＿＿＿

第39回 肝臓・胆嚢・膵臓のしくみとはたらき

実施日　　月　　日

正解：　／9問

制限時間 5分

1 つぎの設問に答えなさい。

（1）肝臓についての説明で正しいものはどれか。

1．重さは成人で500gほどである。
2．右葉と左葉では左葉の方が大きい。
3．肝臓には３種類の血管が出入りする。
4．肝動脈と肝静脈は肝門から肝臓に入る。

解答 _____

（2）肝臓のはたらきについて誤っているものはどれか。

1．胆汁を産生する。
2．アンモニアを尿素につくりかえる。
3．アルコールをアセトアルデヒドに分解する。
4．γ-グロブリンを合成する。

解答 _____

（3）肝臓に存在しないのはどれか。

1．クッパー細胞
2．グリソン鞘
3．類洞
4．リーベルキューン腺

解答 _____

（4）肝細胞で合成されるのはどれか。

1．コレステロール
2．セクレチン
3．ガストリン
4．コレシストキニン

解答 _____

（5）胆嚢についての説明で正しいものはどれか。

1．肝臓の上面に存在する。

2．胆嚢管と総肝管が合流し、総胆管となる。

3．胆汁を貯蔵し、希釈する。

4．胆汁を胃へ運ぶ。　　　　　　　　　　　解答＿＿＿＿＿＿＿＿＿＿

（6）膵臓についての説明で誤っているものはどれか。

1．胃の後ろ側に位置する。

2．脾臓に接するのは膵尾である。

3．成人では長さは30cmほどである。

4．外分泌機能と内分泌機能をもつ。　　　　解答＿＿＿＿＿＿＿＿＿＿

（7）膵臓についての説明で正しいものはどれか。

1．膵島のα細胞からインスリンが分泌される。

2．後腹膜臓器ではない。

3．腹腔動脈と上腸間膜動脈から血流を受けている。

4．下大静脈の背側に位置する。　　　　　　解答＿＿＿＿＿＿＿＿＿＿

（8）膵液についての説明で誤っているものはどれか。

1．糖質分解酵素を含む。

2．分泌量はセクレチンで増加する。

3．アルカリ性の消化液である。

4．交感神経のはたらきにより分泌が促進される。　　解答＿＿＿＿＿＿＿

（9）コレシストキニンによる変化について正しいものはどれか。

1．胆嚢が弛緩する。

2．膵液中の酵素の分泌が抑制される。

3．オッディ括約筋が弛緩する。

4．インスリンの分泌が増加する。　　　　　解答＿＿＿＿＿＿＿＿＿＿

第**40**回　栄養の消化と吸収

実施日　　月　　日

正解：　／ **9** 問

制限時間　**5**分

1 つぎの設問に答えなさい。

（1）つぎのうち、単糖類はどれか。

1．ガラクトース

2．グリコーゲン

3．セルロース

4．デンプン　　　　　　　　　　　　　解答 _____

（2）小腸からそのまま吸収されるのはどれか。

1．スクロース

2．マルトース

3．フルクトース

4．ラクトース　　　　　　　　　　　　解答 _____

（3）消化液と酵素の組み合わせで誤っているものはどれか。

1．膵液 ── キモトリプシン

2．胆汁 ── リパーゼ

3．唾液 ── αアミラーゼ

4．胃液 ── ペプシン　　　　　　　　解答 _____

（4）膵液に含まれる酵素ではないものはどれか。

1．αアミラーゼ

2．キモトリプシン

3．リパーゼ

4．ムチン　　　　　　　　　　　　　　解答 _____

（5）つぎのうち、脂肪の分解酵素はどれか。

    1．トリプシン

    2．アミラーゼ

    3．リパーゼ

    4．ラクターゼ　　　　　　　　　　　　　　　　　　解答＿＿＿＿＿＿＿＿

（6）つぎのうち、タンパク質分解酵素はどれか。

    1．ペプシン

    2．スクラーゼ

    3．リパーゼ

    4．プチアリン　　　　　　　　　　　　　　　　　　解答＿＿＿＿＿＿＿＿

（7）脂肪を乳化するのはどれか。

    1．トリプシン

    2．ビリルビン

    3．胆汁酸

    4．リパーゼ　　　　　　　　　　　　　　　　　　　解答＿＿＿＿＿＿＿＿

（8）水・電解質の吸収について正しいものはどれか。

    1．大腸に比べて小腸での電解質の吸収は少ない。

    2．活性型ビタミンDによりカリウムの吸収が促進される。

    3．ビタミンB_{12}はおもに回腸で吸収される。

    4．小腸では水はほとんど吸収されない。　　　　　　解答＿＿＿＿＿＿＿＿

（9）糖質の消化・吸収で正しいものはどれか。

    1．多糖類は二糖類まで分解されて吸収される。

    2．消化酵素はアミノペプチダーゼである。

    3．おもに空腸で吸収される。

    4．吸収にはCa^{2+}（カルシウムイオン）が必要である。

                                                 解答＿＿＿＿＿＿＿＿

第41回

泌尿器の しくみとはたらき

実施日　　　月　　　日

正解：　　／14問

制限時間 5分

1 文章を読み、正しいものには〇、誤っているものには✕を書きなさい。

（1）成人の腎臓１個の重さはおよそ500gである。

解答 _____

（2）腎臓と尿管はともに後腹膜器官である。

解答 _____

（3）腎小体は腎臓の髄質にある。

解答 _____

（4）男性の尿道は女性の尿道よりも長い。

解答 _____

（5）尿管は、成人で1.2mほどの長さがある。

解答 _____

2 文中の空欄に当てはまる語句を書きなさい。

（1）腎動・静脈やリンパ管がつながる腎臓内側部を［　　　　　　　　　　　］とよぶ。

（2）糸球体と［　　　　　　　　　　　］嚢により腎小体がつくられる。

（3）腎小体と接続する１本の尿細管を合わせて［　　　　　　　　　　　］とよぶ。

（4）近位尿細管から遠位尿細管に続くカーブを［　　　　　　　　　　　］ループという。

（5）尿管と膀胱との接続部を［　　　　　　　　　　　］口という。

3 つぎの設問に答えなさい。

（1）腎臓についての説明で誤っているものはどれか。

　　1．左右の腎臓では、右の腎臓のほうが低い位置にある。

　　2．腎静脈は下大静脈に合流する。

　　3．腎動脈は腹大動脈から直接分岐する。

　　4．加齢により肥大する。　　　　　　　　　　　解答＿＿＿＿＿＿＿＿＿＿

（2）腎臓についての説明で正しいものはどれか。

　　1．レニン産生細胞は、輸入細動脈壁に存在する。

　　2．腎臓はアンモニアから尿素をつくる。

　　3．腎小体は、１個の腎臓に約２万個存在する。

　　4．糸球体には、静脈から血液が送り込まれる。　解答＿＿＿＿＿＿＿＿＿＿

（3）糸球体をつくる毛細血管網を支持する細胞はどれか。

　　1．ランゲルハンス細胞

　　2．ライディッヒ細胞

　　3．メサンギウム細胞

　　4．メラニン細胞　　　　　　　　　　　　　　　解答＿＿＿＿＿＿＿＿＿＿

（4）つぎのうち、腎機能の指標となるのはどれか。

　　1．尿ビリルビン

　　2．AST（GOT）

　　3．BUN

　　4．γ-GTP　　　　　　　　　　　　　　　　　解答＿＿＿＿＿＿＿＿＿＿

第**42**回　**腎臓と尿の生成**

実施日　　月　　日

正解：　　／**9**問

制限時間 **5**分

1 つぎの設問に答えなさい。

（1）腎血漿流量を示すのはどれか。

1．ADH

2．ACE

3．GFR

4．RPF

解答＿＿＿＿＿＿＿＿＿

（2）正常な糸球体でほぼ濾過されない物質はどれか。

1．γ-グロブリン

2．アミノ酸

3．グルコース

4．尿素

解答＿＿＿＿＿＿＿＿＿

（3）正常な糸球体で濾過される物質はどれか。

1．アルブミン

2．ヘモグロビン

3．赤血球

4．クレアチニン

解答＿＿＿＿＿＿＿＿＿

（4）尿細管で再吸収される物質はどれか。

1．イヌリン

2．クレアチニン

3．パラアミノ馬尿酸

4．炭酸水素イオン

解答＿＿＿＿＿＿＿＿＿

（5）尿細管でのナトリウムイオンの再吸収を促進するのはどれか。

    1．アルドステロン

    2．アンギオテンシン

    3．心房性ナトリウム利尿ペプチド

    4．レニン　　　　　　　　　　　　　　　解答＿＿＿＿＿＿＿＿＿＿＿

（6）尿細管でのカルシウムイオンの再吸収を促進するのはどれか。

    1．バソプレシン

    2．カルシトニン

    3．パラソルモン

    4．アンギオテンシンⅡ　　　　　　　　　解答＿＿＿＿＿＿＿＿＿＿＿

（7）ナトリウムイオンが再吸収されるおもな部位はどれか。

    1．近位尿細管

    2．ヘンレループ

    3．遠位尿細管

    4．集合管　　　　　　　　　　　　　　　解答＿＿＿＿＿＿＿＿＿＿＿

（8）バソプレシンが作用して水の再吸収を高める部位はどれか。

    1．近位尿細管

    2．ヘンレループの下行脚

    3．ヘンレループの上行脚

    4．集合管　　　　　　　　　　　　　　　解答＿＿＿＿＿＿＿＿＿＿＿

（9）つぎの説明で正しいものはどれか。

    1．健康な成人の糸球体濾過量は毎分10ml以上である。

    2．アルドステロンは尿細管でのカリウムイオンの排泄を抑制する。

    3．ヘンレループの下行脚は上行脚より水の透過性は高い。

    4．アルドステロンは近位尿細管に限局して作用する。

                         解答＿＿＿＿＿＿＿＿＿＿＿

第 **43** 回

尿の性状と排尿

実施日　　月　　日

正解：　／ **14** 問

制限
時間

5分

1 文章を読み、正しいものには〇、誤っているものには✕を書きなさい。

（1）正常な尿にも尿酸は含まれる。

解答 _____

（2）健康な成人の尿量は、1.5L/日程度である。

解答 _____

（3）尿は尿管の蠕動運動により輸送される。

解答 _____

（4）膀胱の容量は成人で1,200mLほどである。

解答 _____

（5）１日の排尿回数が多くなる状態を多尿という。

解答 _____

（6）排尿中枢は延髄にある。

解答 _____

（7）蓄尿時、内・外尿道括約筋は収縮する。

解答 _____

（8）排尿時、膀胱壁の排尿筋は弛緩する。

解答 _____

（9）外尿道括約筋は骨格筋性である。

解答 _____

（10）糖尿病では尿量が減少する。

解答 _____

2 つぎの設問に答えなさい。

（1）尿比重が正常範囲内なのはどれか。

1．1.002

2．1.020

3．1.15

4．1.22　　　　　　　　　　解答 _____

（2）1日の尿量について、乏尿とよばれるのはどれか。

1．100mL以下

2．200mL以下

3．400mL以下

4．1,000mL以下　　　　　　解答 _____

（3）つぎの説明で正しいものはどれか。

1．尿のpHは6程度で弱酸性である。

2．排尿直後の尿はアンモニア臭がある。

3．正常な尿は、排尿直後は無色透明である。

4．1日の排尿回数が減ることを頻尿という。　　解答 _____

（4）尿失禁とその原因の組合せで誤っているものはどれか。

1．機能性尿失禁 ― 膀胱容量の減少

2．切迫性尿失禁 ― 膀胱収縮の抑制不能

3．腹圧性尿失禁 ― 骨盤底筋群の筋力低下

4．真性尿失禁 ― 尿道括約筋の異常　　　　解答 _____

第**44**回

男性生殖器の
しくみとはたらき

実施日　　月　　日

正解：　／14問

制限時間
5分

1 文章を読み、正しいものには〇、誤っているものには✕を書きなさい。

（1）男性ホルモンは精巣で分泌される。

解答＿＿＿＿＿＿＿＿＿＿

（2）前立腺は内分泌機能をもつ。

解答＿＿＿＿＿＿＿＿＿＿

（3）正常な前立腺は鶏卵大ほどの大きさである。

解答＿＿＿＿＿＿＿＿＿＿

（4）精嚢は左右1対の器官である。

解答＿＿＿＿＿＿＿＿＿＿

（5）精嚢は、弱酸性の粘液を分泌する。

解答＿＿＿＿＿＿＿＿＿＿

（6）カウパー腺は男性にのみ存在する。

解答＿＿＿＿＿＿＿＿＿＿

（7）ライディッヒ細胞はテストステロンを産生する。

解答＿＿＿＿＿＿＿＿＿＿

（8）成人において、精管は15cmほどである。

解答＿＿＿＿＿＿＿＿＿＿

（9）精子は運動性を有する細胞である。

解答＿＿＿＿＿＿＿＿＿＿

（10）一般的に精子の形成は55歳程度で消失する。

解答＿＿＿＿＿＿＿＿＿＿

2 つぎの設問に答えなさい。

（1）精巣から外尿道口までの経路で正しいものはどれか。

　　1．精管 — 精巣上体管 — 精巣輸出管 — 精細管 — 尿道 — 射精管

　　2．精細管 — 精巣輸出管 — 精巣上体管 — 精管 — 射精管 — 尿道

　　3．精巣輸出管 — 精細管 — 精管 — 精巣上体管 — 射精管 — 尿道

　　4．精巣上体管 — 精巣輸出管 — 精管 — 精細管 — 尿道 — 射精管

解答＿＿＿＿＿＿＿＿＿＿＿

（2）前立腺についての説明で誤っているものはどれか。

　　1．内部を尿道が貫く。

　　2．膀胱の下側に位置する。

　　3．弱酸性の液を分泌する。

　　4．直腸診で触知可能である。　　　　　解答＿＿＿＿＿＿＿＿＿＿＿

（3）精子がつくられるのはどの部分か。

　　1．精巣上体管

　　2．射精管

　　3．精管

　　4．精細管　　　　　　　　　　　　　解答＿＿＿＿＿＿＿＿＿＿＿

（4）精細胞を支持する細胞はどれか。

　　1．ランゲルハンス細胞

　　2．シュワン細胞

　　3．セルトリ細胞

　　4．精母細胞　　　　　　　　　　　　解答＿＿＿＿＿＿＿＿＿＿＿

第**45**回　**女性生殖器の
しくみとはたらき**

実施日　　　月　　　日

正解：　　／**9**問

制限
時間
5分

1　つぎの設問に答えなさい。

（1）女性の骨盤腔内器官について腹側から背側への配列で正しいものはどれか。

　　1．尿道 —— 膣 —— 肛門管

　　2．膣 —— 尿道 —— 肛門管

　　3．膀胱 —— 卵巣 —— 直腸

　　4．子宮 —— 膀胱 —— 直腸　　　　　　　　解答＿＿＿＿＿＿＿＿＿＿

（2）女性生殖器について、誤っているものはどれか。

　　1．通常、子宮は前側（腹側）に前傾している。

　　2．バルトリン腺は子宮口にある。

　　3．子宮壁は3層からなる。

　　4．ダグラス窩は女性の腹膜腔の最深部である。　解答＿＿＿＿＿＿＿＿＿＿

（3）卵巣から分泌されるホルモンではないものはどれか。

　　1．エストラジオール

　　2．プロゲステロン

　　3．プロラクチン

　　4．エストリオール　　　　　　　　　　　　解答＿＿＿＿＿＿＿＿＿＿

（4）エストロゲンの作用について、誤っているものはどれか。

　　1．子宮頸管粘液の粘稠度の低下

　　2．膣粘膜のグリコーゲン含量の増加

　　3．基礎体温の上昇

　　4．子宮内膜の増殖　　　　　　　　　　　　解答＿＿＿＿＿＿＿＿＿＿

（5）排卵を誘発するホルモンはどれか。

　　1．黄体形成ホルモン

　　2．卵胞刺激ホルモン

　　3．プロラクチン

　　4．エストロゲン　　　　　　　　　　　　　　解答＿＿＿＿＿＿＿＿

（6）性周期について、誤っているものはどれか。

　　1．グラーフ卵胞は、排卵前の成熟した卵胞である。

　　2．黄体期の終了とともに月経も終了する。

　　3．黄体が退縮すると白体になる。

　　4．黄体期の基礎体温は高温期になる。　　　　解答＿＿＿＿＿＿＿＿

（7）性周期について、正しいものはどれか。

　　1．卵胞期の体温は上昇する。

　　2．子宮内膜は黄体形成ホルモンによって増殖する。

　　3．エストロゲンの分泌は卵胞期後期に急激に増加する。

　　4．卵巣は妊娠中および授乳中でも周期的変化を繰り返す。

　　　　　　　　　　　　　　　　　　　　　　　解答＿＿＿＿＿＿＿＿

（8）つぎの説明で正しいものはどれか。

　　1．妊娠が成立しない場合の黄体の寿命は約20日間である。

　　2．卵子の受精能は排卵後2～3日間である。

　　3．月経期は一般的に14日間ほど続く。

　　4．成熟した卵胞は、2cmほどの大きさになる。　解答＿＿＿＿＿＿＿＿

（9）つぎの説明で誤っているものはどれか。

　　1．卵巣ホルモンは主としてコレステロールから生成される。

　　2．ゴナドトロピンの分泌は視床下部の機能で調節される。

　　3．子宮内膜の分泌期は、卵巣周期の排卵期に当たる。

　　4．黄体形成ホルモンが黄体を維持する。　　　解答＿＿＿＿＿＿＿＿

第46回 妊娠の成立と身体の変化

実施日　　月　　日

正解：　／14問

制限時間 5分

1 文章を読み、正しいものには〇、誤っているものには×を書きなさい。

（1）排卵は卵巣の黄体期に起こる。　　　　解答 _____

（2）原始卵胞から卵子が排出される。　　　解答 _____

（3）射精後の精子の受精能は12時間ほどである。　解答 _____

（4）排卵後の卵子は卵管采により卵管に取り込まれる。　解答 _____

（5）受精は、卵管膨大部で起こることが多い。　解答 _____

（6）受精卵は卵管内では卵割しない。　　　解答 _____

（7）受精後２日で受精卵は着床を完了する。　解答 _____

（8）着床の完了後もプロゲステロンの分泌は持続する。　解答 _____

（9）羊水の量は妊娠10ヶ月頃に最大となる。　解答 _____

（10）妊娠中は循環血漿量が増加する。　　　解答 _____

2 つぎの設問に答えなさい。

（1）精子の頸管粘液貫通性を促進するのはどれか。

1．エストロゲン

2．プロゲステロン

3．プロラクチン

4．テストステロン　　　　　　　　　　　解答＿＿＿＿＿＿＿＿

（2）妊娠初期に分泌量が急増しピークを迎えるホルモンはどれか。

1．エストロゲン

2．ヒト絨毛性ゴナドトロピン

3．プロラクチン

4．プロゲステロン　　　　　　　　　　　解答＿＿＿＿＿＿＿＿

（3）妊娠中の変化について正しいものはどれか。

1．ヘマトクリット値は上昇する。

2．腸蠕動運動が亢進する。

3．尿細管における糖の再吸収が高まる。

4．皮膚の瘙痒感が強くなる。　　　　　　解答＿＿＿＿＿＿＿＿

（4）胎盤についての説明で誤っているものはどれか。

1．妊娠16週ごろまでに完成する。

2．妊娠末期では、500gほどになる。

3．プロゲステロンを分泌するようになる。

4．母体（子宮壁）に面する側が絨毛膜有毛部である。　　解答＿＿＿＿＿＿＿＿

ヒトの成長

実施日	月	日

正解：　／14問

制限時間 5分

1 文章を読み、正しいものには〇、誤っているものには×を書きなさい。

（1）受精後、第7週以降を胎児という。　　　　　解答＿＿＿＿＿＿＿＿

（2）表皮は外胚葉に由来する組織である。　　　　解答＿＿＿＿＿＿＿＿

（3）女性はX染色体とY染色体をもつ。　　　　　解答＿＿＿＿＿＿＿＿

（4）成長の過程で男性はミュラー管が退化する。　解答＿＿＿＿＿＿＿＿

（5）卵円孔は、生後6ヶ月頃に閉鎖する。　　　　解答＿＿＿＿＿＿＿＿

（6）神経細胞の数は生涯増え続ける。　　　　　　解答＿＿＿＿＿＿＿＿

（7）成長ホルモンの分泌は夜間の睡眠中に増加する。　解答＿＿＿＿＿＿＿

（8）どの器官においても成長速度は一定である。　解答＿＿＿＿＿＿＿＿

（9）親の愛情は、身体的な成長には影響しない。　解答＿＿＿＿＿＿＿＿

（10）体重の増加は、思春期の発現に関与する。　解答＿＿＿＿＿＿＿＿

2 つぎの設問に答えなさい。

（1）つぎのうち、内胚葉からつくられるのはどれか。

　　　1．食道

　　　2．骨

　　　3．骨格筋

　　　4．神経系　　　　　　　　　　　　　　　　　　解答＿＿＿＿＿＿＿＿＿＿

（2）胎児循環で正しいものはどれか。

　　　1．卵円孔により左心室と右心室が交通する。

　　　2．静脈管には、出生後に動脈血が流れる。

　　　3．臍静脈には胎児で最も酸素飽和度の高い血液が流れる。

　　　4．臍静脈は２本ある。　　　　　　　　　　　　解答＿＿＿＿＿＿＿＿＿＿

（3）つぎの説明で誤っているものはどれか。

　　　1．出生時では、胸囲を頭位が上回る。

　　　2．出生後１年で体重はおよそ２倍となる。

　　　3．生後１歳になると身長は出生時の1.5倍ほどになる。

　　　4．出生時は一般的に４頭身である。　　　　　　解答＿＿＿＿＿＿＿＿＿＿

（4）思春期における変化で誤っているものはどれか。

　　　1．二次性徴は一般的に男子よりも女子で早く始まる。

　　　2．性ホルモンの分泌が増加する。

　　　3．12歳頃の身長の平均値は女子を男子が上回る。

　　　4．身体的な変化とともに精神的な変化も起こる。　解答＿＿＿＿＿＿＿＿＿＿

第**48**回　# ヒトの老化

実施日　　月　　日

正解：　／14問

制限時間 **5**分

1 文章を読み、正しいものには〇、誤っているものには✕を書きなさい。

（1）老年期では、細胞内液の減少が著しい。

解答＿＿＿＿＿＿＿＿

（2）加齢に伴い、骨髄の脂肪量は減少する。

解答＿＿＿＿＿＿＿＿

（3）老年期では、赤血球の数は増加する。

解答＿＿＿＿＿＿＿＿

（4）老化により、収縮期血圧は低下する。

解答＿＿＿＿＿＿＿＿

（5）老化により、肺活量は減少する。

解答＿＿＿＿＿＿＿＿

（6）老年期でも、糸球体濾過量は変化しない。

解答＿＿＿＿＿＿＿＿

（7）胸腺は加齢とともに肥大する。

解答＿＿＿＿＿＿＿＿

（8）加齢に伴い、嗅覚の閾値は上昇する。

解答＿＿＿＿＿＿＿＿

（9）老化により低下しやすいのは長期記憶より短期記憶である。

解答＿＿＿＿＿＿＿＿

（10）加齢による骨粗しょう症は男性に生じやすい。

解答＿＿＿＿＿＿＿＿

2 つぎの設問に答えなさい。

（1）老化による変化で誤っているものはどれか。

　　　1．性格の変化が起きることがある。

　　　2．結晶性知能が急激に低下する。

　　　3．判断力や思考力は低下しにくい。

　　　4．記銘力は低下しやすい。　　　　　　　　　解答＿＿＿＿＿＿＿＿＿＿

（2）老化によるホルモンの変化で誤っているものはどれか。

　　　1．70歳代の男性のテストステロン分泌は、20歳代の70％ほどになる。

　　　2．閉経直後のゴナドトロピンの分泌は、閉経前より高値になる。

　　　3．女性では閉経によりエストロゲン分泌が閉経前の70％ほどになる。

　　　4．ホルモンに対する標的細胞の反応性は全般的に低下する。

　　　　　　　　　　　　　　　　　　　　　　　　　解答＿＿＿＿＿＿＿＿＿＿

（3）老化による循環器系の変化で正しいものはどれか。

　　　1．心拍数が減少する。

　　　2．左心室壁が薄くなる。

　　　3．１回拍出量は低下する。

　　　4．脈圧は小さくなる。　　　　　　　　　　　解答＿＿＿＿＿＿＿＿＿＿

（4）老化による呼吸器系の変化で正しいものはどれか。

　　　1．動脈血酸素分圧は低下する。

　　　2．呼吸筋力は変わらない。

　　　3．残気量は減少する。

　　　4．胸壁の弾性が増す。　　　　　　　　　　　解答＿＿＿＿＿＿＿＿＿＿

第49回 ホメオスタシス

実施日　　月　　日

正解：　　／14問

制限時間 5分

1 文章を読み、正しいものには○、誤っているものには×を書きなさい。

（1）ホメオスタシスは、環境変化の影響を強める方向に
はたらく。　　　　　　　　　　　　　　　　解答＿＿＿＿＿＿＿＿＿

（2）ホメオスタシスには、正のフィードバック機構が
重要である。　　　　　　　　　　　　　　　解答＿＿＿＿＿＿＿＿＿

（3）ヒトの体温は日内変動する。　　　　　　　　解答＿＿＿＿＿＿＿＿＿

（4）精神性発汗は体温には影響しない。　　　　　解答＿＿＿＿＿＿＿＿＿

（5）体温が上昇すると、骨格筋は律動的に収縮する。　解答＿＿＿＿＿＿＿＿＿

（6）体温が上昇すると、汗腺は活性化される。　　解答＿＿＿＿＿＿＿＿＿

（7）腋窩温は直腸温に比べて高く保たれている。　解答＿＿＿＿＿＿＿＿＿

（8）皮膚血管の収縮や拡張は行動性体温調節である。　解答＿＿＿＿＿＿＿＿＿

（9）寒いときには、皮膚血管は拡張する。　　　　解答＿＿＿＿＿＿＿＿＿

（10）温度受容器は骨にも存在する。　　　　　　　解答＿＿＿＿＿＿＿＿＿

2　つぎの設問に答えなさい。

（1）ホメオスタシスに関与するのはどれか。

　　　1．中枢化学受容器

　　　2．肥満細胞

　　　3．嗅細胞

　　　4．杆体細胞　　　　　　　　　　　　　　　解答　＿＿＿＿＿＿＿＿＿＿

（2）体温を調節しているのはどれか。

　　　1．延髄

　　　2．橋

　　　3．中脳

　　　4．視床下部　　　　　　　　　　　　　　　解答　＿＿＿＿＿＿＿＿＿＿

（3）AはBの分泌を刺激するホルモンであると仮定する。
　　　負のフィードバック機構を表すのはどれか。

　　　1．Bの減少によってAの分泌が減少する。

　　　2．Bの変化はAの分泌に影響を及ぼさない。

　　　3．Bの増加によってAの分泌が増加する。

　　　4．Bの増加によってAの分泌が減少する。　解答　＿＿＿＿＿＿＿＿＿＿

（4）つぎのうち、正のフィードバック機構はどれか。

　　　1．血圧上昇時の心拍数減少

　　　2．Ca^+濃度上昇時のパラソルモンの分泌抑制

　　　3．分娩時の子宮収縮

　　　4．多飲時の尿量増加　　　　　　　　　　　解答　＿＿＿＿＿＿＿＿＿＿

第**50**回 体液の恒常性と
酸塩基平衡

実施日　　月　　日

正解：　／14問

制限時間 5分

1 文章を読み、正しいものには○、誤っているものには✕を書きなさい。

（1）健常成人において、体液の水分は体重の80%を占める。　解答 _____

（2）体液の浸透圧は、非電解質によって調節される。　解答 _____

（3）細胞外液に比べ、細胞内液はカリウムイオンの
　　　濃度が高い。　解答 _____

（4）脱水によりレニン分泌量は増加する。　解答 _____

（5）脱水によりヘマトクリット値は低下する。　解答 _____

（6）アルドステロンの過剰分泌は高カリウム血症を
　　　引き起こす。　解答 _____

（7）水素イオン濃度が高い状態を酸性という。　解答 _____

（8）血液のpHが7.35未満の状態をアシドーシスという。　解答 _____

（9）激しい下痢では、代謝性アルカローシスになる。　解答 _____

（10）気管支喘息では呼吸性アシドーシスが起こる。　解答 _____

2 つぎの設問に答えなさい。

（1）体液のホメオスタシスに関するものはどれか。

　　1．ルフィニ小体

　　2．コルチ器

　　3．浸透圧受容器

　　4．錐体細胞　　　　　　　　　　　　　　　解答＿＿＿＿＿＿＿＿＿＿＿＿＿

（2）代謝性アシドーシスになるのはどれか。

　　1．CO_2ナルコーシス

　　2．慢性腎不全

　　3．低カリウム血症

　　4．肺炎　　　　　　　　　　　　　　　　　解答＿＿＿＿＿＿＿＿＿＿＿＿＿

（3）呼吸性アシドーシスに対する代償作用はどれか。

　　1．呼吸促進

　　2．呼吸抑制

　　3．腎でのH^+分泌促進、HCO_3^-の再吸収促進

　　4．腎でのH^+分泌抑制、HCO_3^-の再吸収抑制　　　解答＿＿＿＿＿＿＿＿＿＿＿＿＿

（4）呼吸性アルカローシスについての説明で誤っているものはどれか。

　　1．過換気症候群で起こる。

　　2．$PaCO_2$は上昇している。

　　3．血液中のH^+が少ない。

　　4．HCO_3^-の排出は促進される。　　　　　　解答＿＿＿＿＿＿＿＿＿＿＿＿＿

商品のご購入と発送について

　弊社の書籍は書店やインターネット通販サイトなどを通してご購入が可能です。その際は各書店、サイトへ直接お申し込み下さい。

　弊社から直接ご購入を希望される場合は、誠に勝手ながら**代金先払い**とさせて頂いております。下記の必要事項をご記入の上、**FAX**もしくは**メール**にてお申し込み下さい。お申し込み確認後、こちらからご購入代金のご連絡を差し上げますので、指定の口座（郵便振替もしくは銀行振り込み）へのご入金をお願いいたします。なお、恐れ入りますがお振込の際の手数料はお客様負担とさせて頂いております。

　お客様からのご入金を確認後、商品の方をご指定の送付先へ発送いたします。発送手数料につきましては、下記をご参照ください。

　在庫状況によってはお待たせする場合もございますのでご了承ください。品切れ等がありました際には、その旨もご連絡させて頂きます。

【お申込FAX・メール】

FAX	03（5228）0396
mail	n-senkosha@bf7.so-net.ne.jp

送品手数料	
1～2冊	200円
3～4冊	400円
5～9冊	500円
10冊以上	送料無料

※沖縄県及び一部離島を除く。

【必要事項】

①ご注文書名　②ご注文冊数　③送付先ご住所　④お電話番号　⑤施設名（学校名）　⑥お名前
をご記入の上、上記のFAXもしくはメールの宛先までお申込ください。

※お預かりした個人情報は、商品の発送および商品のご案内以外には一切使用いたしません。

※ご指定の書店様からのご購入をご希望の際は、書店様へご相談ください。但し、お取扱い頂けない場合もございますのでご了承ください。

●ご注文・お問い合わせ先

〒162-0801　東京都新宿区山吹町334　TEL/FAX：03-5228-0396
http://senkosha.jimdo.com/
mail：n-senkosha@bf7.so-net.ne.jp

株式会社 宣広社

［参考文献］「系統別看護学講座 専門基礎 解剖生理学」（医学書院）／「コアテキスト1 人体の構造と機能」（医学書院）／「生理学の基本がわかる事典」（西東社）／「人体のすべてがわかる本」（ナツメ社）／「生理学テキスト」（文光堂）／「ギャノング生理学」（丸善出版）／「人体のしくみとはたらき要点整理＆ドリル」（宣広社）

毎日コツコツ！スピードトレーニング

看護学生のための5分間テスト
解剖生理学レベルアップテスト50

2020年8月10日　第1版第1刷　発行
2023年2月20日　第1版第3刷　発行

監　　修	三井由香　Mitsui Yuka
編　　集	SENKOSHAメディカルドリル編集部
発 行 者	中村誠良
発行・発売	株式会社宣広社　〒162-0801 東京都新宿区山吹町334　電話 03-5228-0396
印刷・製本	株式会社平河工業社

装丁／本文デザイン／DTP：アルファー・ワン

ISBN978-4-906852-25-3　C3047　Printed in Japan

取りはずして
使える！

毎日 コツコツ！ スピードトレーニング

看護学生のための
5分間テスト

解剖
生理学
レベルアップテスト

50

解答と解説

監修●三井由香　長野保健医療大学准教授

編集●SENKOSHA メディカルドリル編集部

SENKOSHA

第１回　人体の基礎知識

❶

（1）〇

解説　人体を左右に分ける面が矢状面で、地表と垂直になります。

（2）✕

解説　鎖骨中線は、鎖骨の中央を通る地表に対して垂直な線です。乳頭上を通過するため乳頭線ともよばれます。

（3）✕

解説　胸骨線は、胸部の中央にある胸骨の両端を通る垂線です。胸骨の中央を通るのは正中線です。

（4）✕

解説　体肢とは、両腕と両脚のことをいいます。四肢ともいいます。

（5）〇

解説　解剖学的正位とは、上肢（両腕）を下げて手掌を前方に向け、両脚を閉じてつま先を前に向けて立った状態をいいます。

❷

（1）正中

解説　人体を左右に分ける矢状面のうち、等分する面が正中面です。

（2）前頭（前額）

解説　人体を前後に分ける面が前頭面です。額部分と平行になるため、前額面ともよばれます。

（3）胸郭

解説　郭とは、囲まれた空間・場所を表します。胸郭は胸骨、胸椎、肋骨で構成されるかご状の骨組みで、胸腔を形成します。胸腔には心臓や肺などが収まります。

（4）脊柱

解説　32 ～ 34 個の椎骨が連なって形成される骨組みが脊柱管で、内部は管状の空洞になっています。その中には脊髄が収まり、保護されています。

（5）頭蓋

解説　腔とは、人体において空洞になっている部分を表します。蓋は、ふたのような形状や役割をもつ構造、器官を表します。頭蓋（骨）というドーム型の骨組みにより形成される空洞には脳が収まり、保護されます。

❸

（1）1

解説　身体は大きく頭部、頸部、体幹、体肢に分けることができます（頭部と頸部を体幹に含めることもあります）。身体の中心軸となる部分、すなわち胴体部分が体幹です。体幹はさらに胸部、腹部、骨盤部に分けられます。

（2）3

解説　骨盤には直腸や膀胱、生殖器などが収まります。

（3）4

解説　肺の直下にあり、胸腔と腹腔を隔てる筋性の膜が横隔膜です。横隔膜のすぐ下には胃や肝臓があります。

（4）1

解説　副腎は左右の腎臓の上部につく内分泌器官です。内臓の位置関係を覚えておきましょう。

My Note

第2回　細胞の構造と細胞小器官

1

（1）✕

解説 ヒトを構成する細胞は、200種類以上あり、その数は長い間60兆個ほどといわれていましたが、最近の研究では37兆個ほどであると報告されています。ヒトは膨大な数の細胞からなる多細胞生物です。

（2）✕

解説 通常、細胞は1個の核をもちますが、赤血球のように核のない細胞や、横紋筋細胞、破骨細胞のように核が2個以上ある細胞(多核体)もあります。

（3）✕

解説 細胞が集まり形成されるのが組織で、その組織で構成されるのが器官です。

（4）✕

解説 ヒトの体細胞は、23対46本の染色体をもちます。

（5）○

解説 細胞膜によって外部と遮断された構造をもっているのが細胞の特徴です。水の分子や電解質などの特定の物質、微細な物質を選択的に通すことのできる膜が半透膜で、この膜によって細胞の内と外で物質のやり取りをすることができます。

2

（1）最小

解説 アメーバなどの原始的な生物は1個の細胞そのものが個体であり、これらを単細胞生物といいます。またヒトを含む動物のように、多くの細胞の集合体である生物を多細胞生物といいます。つまり、細胞はその一つひとつが生命であり、また多細胞生物を構成する最も小さな要素であるということができます。

（2）質

解説 細胞膜で覆われた細胞の内部を細胞質といいます。細胞の内部はタンパク質や電解質を含む水分（細胞内液）で満たされ、そこにさまざまなはたらきをもつ細胞小器官が存在します。

（3）リボソーム

解説 小胞体は、タンパク質や脂質の合成、分解、輸送などに関与する細胞小器官です。表面にリボソームが付着しているものを粗面小胞体、付着していないものを滑面小胞体といいます。

（4）核酸

解説 細胞内にある核は核膜に覆われ、その内部は染色質（クロマチン）という物質で満たされています。染色質に含まれているのがDNA（デオキシリボ核酸）で、生命をつくり出すための遺伝情報が書き込まれています。遺伝を決定づける因子＝遺伝子の本体がDNAです。

（5）染色体

解説 核内にあるDNAと、DNAに結合しているヒストンとよばれるタンパク質は、細胞分裂を行う際に凝集し、染色体を形成します。

3

（1）4

解説 細胞内に取り込まれた酸素から細胞に必要なエネルギー（ATP：アデノシン三リン酸）をつくり出す細胞小器官がミトコンドリアです。ATPを合成するために酸素を消費し二酸化炭素を発生させるため、細胞内呼吸といいます。

（2）1

解説 ゴルジ装置（ゴルジ体）は、細胞内で合成されたタンパク質に糖を加え、細胞の外に送り出すなど、細胞内で産生されたタンパク質の成熟と輸送がおもなはたらきです。つまり、リボソームでつくられたタンパク質を目的ごとに応じた機能を果たせるように成熟させ、送り出すのがゴルジ装置のはたらきです。核は、親から受け継ぐ遺伝情報を保存し、伝達するはたらきをもちます。

（3）2

解説 リソソームは消化酵素（加水分解酵素）をもち、細胞内に存在したり、古くなった細胞小器官や細胞内の代謝物・不要物、取り込んだ異物などを分解するはたらきをもちます。小胞体のうち、粗面

小胞体はリボソームでつくられたタンパク質をゴルジ体へ輸送し、滑面小胞体は肝細胞では脂質代謝や薬物の解毒、筋細胞ではカルシウムイオンの貯蔵などを行います。核小体は核の内部にみられる構造体です。

（4）2

解説　リボソームは微細な粒状の細胞小器官で、DNAからRNAに写し取られた遺伝情報をもとに、タンパク質を合成するはたらきをもちます。中心体（中心小体）は、細胞分裂の際に細胞の両極に移動し、これを中心として紡錘糸（ぼうすい）ができ、染色体を両極に引っ張って移動させます。

第3回　細胞の分裂と遺伝

1

（1）×

解説　細胞は分裂することでその数を増やします。したがって細胞が集まって構成される組織や器官は、どれも同じ遺伝情報をもっています。

（2）○

解説　ヌクレオチドとは、ヌクレオシド（塩基＋糖）にリン酸が結合した物質で、それが鎖状に重なったものをポリヌクレオチド（核酸）といいます。ポリヌクレオチドが二重になり、らせん構造をとったものがデオキシリボ核酸（DNA）です。

（3）○

解説　タンパク質合成の際には、二重らせん構造のDNAがほどけて転写され、一本鎖構造のRNAができます。

（4）×

解説　塩基とは、DNAを構成するA（アデニン）、T（チミン）、G（グアニン）、C（シトシン）の4種類の物質です。これらの塩基とリン酸・糖が1分子ずつ結びついたものがDNAの基本単位（ヌクレオチド）です。動物も植物もDNAを構成する塩基の種類は同じです。異なるのはその配列です。

（5）○

解説　3つの塩基の組み合わせでひとつのアミノ酸を指定（コード）しています。

（6）○

解説　DNAには、遺伝情報そのものを保存している部分や、その発現を調節する部分などがあります。

（7）○

解説　まずDNAが複製されてから細胞が分裂します。

（8）×

解説　細胞分裂では、まず染色体が2つに分かれ、細胞の両極に移動します。その後、細胞質の分裂がはじまり、2つの細胞になります。

（9）×

解説　核の外に出たmRNAの情報をもとに、細胞小器官であるリボソームにおいて、アミノ酸からタンパク質が合成されます。

（10）×

解説　通常は無糸分裂ではなく有糸分裂がみられます。細胞分裂の際、染色体が紡錘糸によって細胞の両極の中心体へと引っ張られ、2つに分かれる分裂が有糸分裂です。

2

（1）2

解説　DNAを構成する塩基は、アデニン、チミン、グアニン、シトシンの4種類です。RNAは、アデニン、グアニン、シトシン、そしてウラシルの4種類の塩基で構成されます。

（2）3

解説　RNAの塩基配列に基づきアミノ酸がつながり、タンパク質が合成されます。これを翻訳（ほんやく）といいます。

（3）2

解説　DNAのもつ遺伝情報がRNAに写し取られることを転写といいます。情報をもったmRNA：

メッセンジャーRNAは、核の外に出て遺伝情報を伝え、その情報をもとにアミノ酸がつながってタンパク質がつくられます。

（4）1

解説 RNAには、DNAの情報を写し取り、核の外へ出るmRNA（メッセンジャーRNA）、アミノ酸を合成するリボソームを構成するrRNA（リボソームRNA）、そしてアミノ酸を運搬するtRNA（トランスファーRNA）の3つがあります。

第4回　組織のしくみと分類

1

（1）×

解説 皮膚や膜などを形成する上皮組織は、細胞同士がすきまなく密集して並んでおり、細胞間質がほとんどありません。

（2）○

解説 汗や涙液、消化液などを分泌する外分泌腺や、ホルモンを分泌する内分泌腺は、上皮組織に分類されます。

（3）×

解説 骨や軟骨、靭帯などは、組織同士や器官同士を結び付けたり、支える役割をもつ結合組織（支持組織）に分類されます。

（4）○

解説 強い力を発生させたり、収縮できるように収縮タンパク質をもち、細胞同士が非常に強く結びついているのが筋組織の特徴です。

（5）○

解説 細網組織は結合組織の一種で、リンパ節のほか、脾臓や骨髄など、造血に関わる組織でみることができます。

2

（1）神経

解説 脳や脊髄、末梢神経などを構成する組織が神経組織です。神経組織は、神経細胞（ニューロン）と神経膠細胞（グリア細胞）からなります。

（2）移行（尿路）

解説 移行上皮は、膀胱や尿管の粘膜など、泌尿器においてみられる上皮組織で、尿路上皮ともよばれます。伸展したり、その機能によって形態を大きく変化させるのが特徴です。

（3）骨格

解説 筋組織は、心臓を構成する心筋、心臓以外の臓器や血管壁を形成する平滑筋、そして骨に付着して骨格を支えたり、全身の運動に機能する骨格筋に分けられます。

（4）導

解説 外分泌腺は、細胞で形成される導管という管をもち、そこで産生された物質（汗や唾液、消化液など）を、導管を通じて体外や器官の内腔へ分泌するのが特徴です。内分泌腺は導管をもたず、産生したホルモンを直接血液中に放出します。

（5）弾性

解説 結合組織の一種である軟骨組織は、気管や気管支、鼻などを形成する多くの軟骨が属する硝子軟骨、膠原（コラーゲン）線維を多く含み、椎間板や恥骨結合などでみられる線維軟骨、そして弾力があり、耳介軟骨や喉頭蓋軟骨などでみられる弾性軟骨に分けられます。

3

（1）4

解説 縦に長い円柱状の上皮細胞でつくられる上皮組織が円柱上皮です。物質の分泌や吸収に適しており、胃や腸の粘膜などを形成しています。

（2）3

解説 平たい形状をした扁平上皮細胞により形成されるのが扁平上皮です。扁平上皮細胞が何層にも連なる重層扁平上皮は、さまざまな刺激に強いという特徴があり、皮膚や食道の粘膜、膣や肛門などの粘膜でみられます。

（3）１

解説 微細な突起をもつ細胞によって形成されるのが線毛上皮です。線毛によって分泌物を移動させるはたらきをもちます。細胞の高さが均一でなく、多層に見えるのが多列線毛上皮で、精管のほか鼻腔や気管の粘膜上皮などでみられます。食道では重層扁平上皮、肺胞では単層扁平上皮、甲状腺では円柱上皮のひとつである立方上皮（立方体のような形状の上皮細胞により形成される上皮）がみられます。

（4）３

解説 卵管では線毛円柱上皮、小腸では単層円柱上皮がみられます。

第5回　骨の構造と機能

1

（1）○

解説 骨はその形状により、長骨や短骨、扁平骨などに分類されます。長い管状の骨は、四肢の大きな骨（上腕骨や大腿骨など）でみられます。

（2）×

解説 骨は、骨膜という線維性の結合組織で覆われています。骨膜には豊富な血管や神経、骨芽細胞、破骨細胞などが存在し、骨の形成や修復に重要な役割を果たしています。

（3）○

解説 骨の表層である硬い緻密質（ちみつ）には、ハバース管やフォルクマン管とよばれる管が走行します。その内部には血管が走り、骨の内部へと酸素や栄養を供給しています。

（4）×

解説 体内のカルシウムのおよそ99％が骨に貯蔵されています。

（5）○

解説 甲状腺から分泌されるカルシトニンは、破骨細胞に作用し古くなった骨を分解するはたらき、すなわち骨吸収を抑制します。骨吸収が抑制されることにより、骨からのカルシウム放出が抑えられ、血中カルシウム濃度が低下します。

2

（1）海綿

解説 緻密質の下層にあり、スポンジのような多くの細かい空洞をもつ組織が海綿質（かいめん）です。骨の軽量化と衝撃の分散（強度を高める）という役割をもちます。

（2）骨単位（オステオン）

解説 骨の内部へ血管を通すハバース管と、それを覆う骨層板によって形成される円柱状の構造を骨単位（オステオン）といいます。緻密質は、この骨単位がいくつも集まって形成されています。

（3）破骨

解説 破骨細胞はマクロファージの一種で、骨を分解して貯蔵されているカルシウムを血中に放出するはたらき（骨吸収）をもちます。

（4）置換

解説 成長に伴い軟骨が置き換わって形成される骨が置換骨（ちかんこつ）で、多くの骨がこの置換骨に分類されます。結合組織が変化し、骨化したものは付加骨（ふかこつ）とよばれ、頭蓋骨の一部の骨などでみられます。

（5）黄色

解説 骨髄では赤血球や白血球、血小板がつくられます。造血機能をもつ骨髄は赤く赤色骨髄とよばれますが、造血機能を失うと脂肪化し、黄色を呈します。

3

（1）３

解説 ビタミンDは腎臓で活性型ビタミンDに変化します。活性型ビタミンDは小腸で行われるカルシウムの吸収や、腎臓の尿細管でのカルシウムの再吸収を促進します。またビタミンKも骨の形成を促進する作用があり、骨粗しょう症の治療薬としても用いられます。

（2）１

解説 骨の緻密質には、長軸に走行するハバース管と斜めに走行するフォルクマン管があり、それぞ

れ内部を血管が通り、骨の内部へ血液を供給します。ボタロー管は胎児にのみ備わる循環路です。髄腔は長骨の骨幹部分の内部空間、骨梁（こつりょう）は海綿質を形成する細かな構造のことをいいます。

（3）4

解説 パラソルモン（パラトルモン）は副甲状腺から分泌されるホルモンで、破骨細胞を活性化させて骨吸収を高めたり、尿細管や消化管でのカルシウム吸収を促進することで血中カルシウム濃度を上昇させます。カルシトニンと拮抗するホルモンです。

（4）2

解説 長い棒状の長骨（長管骨）の先端部分を骨端（こつたん）といいます。子どもの骨端と中央の骨幹の境界部分にはつぎ目があり、これが骨端線（成長軟骨板）です。成長ホルモンのはたらきによりこの部分の軟骨組織が増えることで長骨が伸び、身長が伸びます。骨端線の閉鎖が早ければ身長は低く、遅ければ高くなります。骨髄は造血、骨梁は骨の構造強化に関与します。種子骨とは腱や靭帯の中に形成されることのある骨で、関節の摩擦軽減や、力の方向を変えるはたらきをもちます。

第6回 全身のおもな骨①

1

（1）○
解説 頭蓋骨は前頭骨や頭頂骨などの神経頭蓋（脳頭蓋）と、頬骨（きょうこつ）や上顎骨（じょうがくこつ）などの内臓頭蓋（顔面頭蓋）によって形成されます。

（2）×
解説 嗅（きゅう）神経が通行するのは篩骨（しこつ）の内部です。

（3）×
解説 脊柱は頸部と腰部で前彎（ぜんわん）（前側に曲がっていること）しています。

（4）○
解説 前胸部の正中線上にある扁平な骨が胸骨です。

（5）○
解説 肩甲骨の前側にある突起が烏口突起（うこうとっき）で、肩関節窩（か）の上部に位置しています。

2

（1）前頭
解説 左右の頭頂骨と前頭骨でつくられるすき間が大泉門（だいせんもん）で、通常、1歳半から2歳頃までに閉鎖します。

（2）矢状
解説 骨同士がしっかりと合わさったつぎ目が縫合（ほうごう）です。頭頂骨同士の縫合を矢状縫合、頭頂骨と前頭骨の縫合を冠状（かんじょう）縫合、頭頂骨と後頭骨の縫合をラムダ縫合といいます。

（3）側頭
解説 下顎骨が顎関節（がくかんせつ）を形成するのは上顎骨ではなく側頭骨です。

（4）鎖
解説 体幹骨と上肢骨を結ぶ役割をもつのが上肢帯（たい）です。

（5）肋
解説 12個の胸椎、1個の胸骨、そして12対の肋骨で構成されるかご状の骨組みが胸郭です。

3

（1）4
解説 有頭骨は手根骨のひとつです。

（2）1
解説 椎骨の椎弓（ついきゅう）にある棘（きょく）突起は後方に伸びる1本の突起です。椎弓の両側から斜め後方に伸びる2本の突起は横突起（おう）といいます。

（3）3
解説 手根骨は手首部分を構成する骨で、舟状骨（しゅうじょうこつ）、月状骨（げつじょうこつ）、三角骨、豆状骨（とうじょうこつ）、有鈎骨（ゆうこうこつ）、有頭骨、小菱形骨（しょうりょうけいこつ）、大菱形骨の8個です。中手骨は手掌部分を構成する5個の骨です。

（4）2
解説 前腕骨のうち、橈骨（とうこつ）は母指側、尺骨（しゃっこつ）は小指側に位置します。手根骨は8個からなります。指

をつくる指骨は母指が２個、そのほかが３個です。

第７回　全身のおもな骨②

（1）○

解説　足根骨は、距骨、踵骨のほか、舟状骨、立方骨、内側楔状骨、中間楔状骨、外側楔状骨の７個の短骨で構成されます。

（2）○

解説　足根骨において、踵（かかと）部分を形成するのが踵骨です。

（3）×

解説　骨盤は性別による形状の差が大きい骨組みです。出産を担う女性の骨盤は、男性の骨盤に比べて横幅が広く、開口部（骨盤上口）は扁平な円筒形で丸みを帯び、広くなっています。さらに恥骨結合の下部の角度（恥骨下角）は、男性に比べて女性の方が大きく開いています。

（4）○

解説　大腿部を形成する大腿骨は、人体で最も大きな長骨です。

（5）×

解説　下腿の骨と足関節を形成するのは、足根骨のうち、距骨です。

（6）×

解説　寛骨は骨盤を構成する骨のため、自由下肢ではなく下肢帯です。

（7）○

解説　下腿を構成する骨である腓骨は、長い筒状の長骨（または長管骨）に分類されます。

（8）×

解説　岬角とは、仙骨の上端（腰椎との境界）、前方にある突き出した部分をいいます。

（9）○

解説　５個の仙椎が癒合して形成されるのが仙骨です。

（10）×

解説　アキレス腱が付着するのは足根骨のうち、踵骨です。

（1）3

解説　寛骨は、腸骨、坐骨、恥骨が癒合して形成されています。

（2）1

解説　骨盤は、寛骨、仙骨、尾骨で構成されています。立方骨は足根骨の一つです。

（3）3

解説　腱や靱帯の中に形成されることのある骨が種子骨で、関節が動くときの摩擦を軽減したり、力の方向を変えるはたらきをもちます。膝蓋骨は、大腿四頭筋の腱の中にある種子骨です。

（4）4

解説　大腿骨の上端外側の膨らんだ部分を大転子、内側に膨らんだ部分を小転子といいます。どちらも股関節の運動に関与する筋の停止部になります。

第８回　関節の構造と機能

（1）3

解説　骨端同士の連結部が関節で、骨端同士にはすきまがあります。これが関節腔です。関節腔を包む袋状の組織が関節包で、内壁は滑膜で構成されます。さらに特定の部位において関節包を覆い、関節が過度に屈曲・伸展しないように制御する丈夫な組織が靱帯です。

（2）3

解説　コラーゲンは線維状のタンパク質で、集ま

ってコラーゲン線維（膠原線維）をつくります。コラーゲン線維は強く弾力性があり、軟骨や靭帯、腱などの多くの結合組織で豊富にあります。

（3）3
解説 関節包の内壁をなす滑膜からは、滑液（関節液）という液が分泌されます。滑液は関節腔を満たし、関節の動きを滑らかにしたり、関節軟骨に栄養を供給します。関節で炎症が起きると滑液が増えて関節包に貯留し、腫脹を引き起こします。

（4）4
解説 肩関節はあらゆる方向に自由に可動する多軸性、肘関節は曲げたり伸ばしたりと、一方向に可動する一軸性の関節です。二軸性の関節には手首の関節があります。基本肢位はどの関節でも0度です。寛骨は腸骨、恥骨、坐骨が組織的に強く結びつき、1個の骨のように強く結合（骨性結合）して形成されています。このように全く、あるいはほぼ動かない不動性の連結を不動結合といいます。

（5）1
解説 良肢位とは、治療のためなどに関節を固定した際、最も日常生活に支障が少ない関節の角度を

いいます。手関節は背屈10〜20度、膝関節は屈曲10度、足関節は0度とされます。

（6）4
解説 肘関節を固定する場合、スプーンなどを口に運んだりしやすいのが屈曲90度です。

（7）3
解説 半球状の関節頭とそれがはまりやすいくぼんだ関節窩でできる関節が球関節です。股関節や肩関節が球関節で、多軸性であらゆる方向に動かすことができます。橈骨手根関節は二軸性の楕円関節、腕尺関節はドアの蝶番のような形状で一軸性の蝶番関節、椎間関節は向き合う関節が平面状の平面関節です。

（8）2
解説 指節間関節は蝶番関節です。上・下橈尺関節は円柱状の関節頭が特徴で、一定の方向への回転運動に適する車軸関節です。

（9）2
解説 骨同士の関節面がそれぞれ馬に乗る際の鞍のような形状をしたのが鞍関節です。

第9回　筋の構造と機能

（1）〇
解説 筋紡錘は骨格筋に存在し、筋の伸展度と伸展速度（筋の長さとそれが変化する速度）を感知する感覚器の役割を果たします。筋紡錘に存在する知覚神経が筋の活動状態を中枢に伝えます。

（2）✕
解説 ATP分解酵素はミオシンに存在します。

（3）〇
解説 アクチンとミオシンは筋収縮に関わるタンパク質で、それぞれ集まってフィラメント（線維構造）を形成します。太いフィラメントをなすのがミオシン、細いフィラメントをなすのがアクチンです。

（4）✕
解説 筋の収縮はフィラメントの長さが短くなるのではなく、ミオシンフィラメントの間にアクチン

フィラメントが滑り込むことで起こります。

（5）✕
解説 筋の両端を固定して行う筋収縮が等尺性収縮です。筋の長さは変化しないため、起始部と停止部の距離も変わりません。変わるのは等張性収縮です。

（6）✕
解説 背筋力のように筋の長さを変化させずに起こる収縮は等尺性収縮です。

（7）✕
解説 骨格筋の収縮力は、関節が屈曲した状態で最大となります。

（8）✕
解説 随意筋の骨格筋は、体性神経である運動神経の指令を受けて収縮します。

（9）○

解説　乳酸は筋疲労に関与する物質です。酸素の供給が十分ならば乳酸の発生を抑えることができます。

（10）○

解説　死によって酸素の供給が途絶えてATPがなくなり、筋が収縮できなくなる現象が死後硬直です。死後硬直は死後2時間ほど経過してから始まります。

❷

（1）1

解説　心筋と骨格筋には顕微鏡で見ると横縞模様があるため、横紋筋とよばれます。骨格筋は自分の意思で動かせる随意筋ですが、心筋と平滑筋は自分の意思では動かせない不随意筋です。同じ方向に作用する筋は協力筋です。拮抗筋は反対の方向にはたらく筋同士をいいます。全身にはおよそ400個もの骨格筋が存在します。

（2）2

解説　筋収縮時に直接エネルギー源となるのは、おもに細胞内呼吸によりミトコンドリアで合成されるATP（アデノシン三リン酸）です。ATPがADP（アデノシン二リン酸）とリン酸に加水分解され、そのときに発生する化学エネルギーが運動エネルギーに変換されます。

（3）4

解説　運動神経の興奮により、神経筋接合部において神経終末からアセチルコリンが放出され、筋線維を興奮させます。これにより筋小胞体からカルシウムが放出され、アクチンとミオシンを刺激して筋が収縮します。

（4）1

解説　筋線維に存在する筋小胞体からカルシウムイオンが放出され、これがアクチンとミオシンを活性化することでフィラメントの滑り込みが起こり、筋が収縮します。α（アルファ）運動ニューロンは筋細胞を興奮させます。筋紡錘を興奮させるのはγ（ガンマ）運動ニューロンです。筋の収縮は、アクチンがミオシン上を滑走して起こります。筋収縮の結果、グリコーゲンは消費されます。

第10回　おもな骨格筋

❶

（1）1

解説　下顎骨を動かし、咀嚼（噛むこと）に関与する筋が咀嚼筋で、咬筋、側頭筋、外側翼突筋、内側翼突筋の4つがあります。口輪筋は顔の表情をつくる表情筋の一つです。

（2）1

解説　左右12対の肋骨の間にあるのが肋間筋で、外肋間筋、内肋間筋ともに左右11対です。外肋間筋は肋骨を挙上し吸息にはたらき、内肋間筋は肋骨を下げて呼息にはたらきます。横隔膜は胸腔と腹腔を隔てる骨格筋性の膜で、吸息時に収縮して下降し、胸腔の容積を拡げます。

（3）4

解説　胸鎖乳突筋は頸部にある筋で、胸骨と鎖骨を起始とし、側頭骨の乳様突起に停止します。首を傾けたり回転させる運動、頭部を前につきだす運動などを行います。

（4）2

解説　大胸筋は前胸部を覆う筋で、上腕の内転や内旋を行います。三角筋は肩を覆う筋で、上腕の外転を行います。菱形筋は脊柱から肩甲骨にかけての筋で、肩甲骨を上内側方向に引く運動をします。胸部の外側面にある前鋸筋は菱形筋と拮抗する筋で、肩甲骨を下外側方向に引きます。

（5）2

解説　僧帽筋は頸部から背にかけて背部の上部を覆う大きな筋です。肩甲骨を上下させたり、回転させる運動を行います。

（6）4

解説　肘関節を伸展させるのは上腕三頭筋、それに拮抗して肘関節を屈曲するのが上腕二頭筋で

す。腕橈骨筋は前腕の筋で、肘関節の屈曲を行います。棘下筋や棘上筋は、肩甲骨の背側面にあり、上腕の外旋を行います。

（7）3

解説 股関節を後方に伸展させる筋が大殿筋で、殿部（しり）をつくる大きな筋です。大殿筋と拮抗するのが腸腰筋で、股関節を前方に屈曲させて大腿部を持ち上げたり、上半身を前屈させる筋です。腹直筋はいわゆる腹筋をつくる腹部の筋です。

（8）2

解説 ボールを蹴るときなど、膝関節を伸展させ

るのが大腿四頭筋で、非常に強い力を生み出します。反対に膝関節を屈曲させるのが大腿二頭筋や半膜様筋です。大内転筋は股関節の内転を行います。

（9）4

解説 ヒラメ筋と腓腹筋からなるのが下腿三頭筋で、ふくらはぎを形成しています。足関節を底屈（つまさきを伸ばす）させます。反対に前脛骨筋は足関節を背屈させる筋です。前脛骨筋が障害されると足が伸びきった状態（下垂足）になります。中殿筋は大腿を外転させる殿部の筋、縫工筋は大腿部にある筋で股関節の屈曲や外転、外旋に関与します。

第11回　神経細胞と神経伝達物質

1

（1）3

解説 神経組織をなす細胞のひとつで、情報の伝達や処理、蓄積を担うのが神経細胞（ニューロン）です。神経細胞は核を含む細胞体と、１本の長い突起である軸索、そして複数の枝分かれした樹状突起からなります。

（2）2

解説 軸索に巻き付くように覆う構造が髄鞘（ミエリン鞘）です。髄鞘は、シュワン細胞や稀突起グリア細胞によって形成されます。軸索が髄鞘で覆われた神経線維を有髄神経、覆われていない神経線維を無髄神経といいます。髄鞘は電気を通さない絶縁体の役割をもちます。

（3）1

解説 髄鞘の切れ間で神経線維が露出した部分をランビエ絞輪といいます。軸索を伝わる興奮が、絶縁体である髄鞘の切れ間であるランビエ絞輪を跳びながら流れる（跳躍伝導）ため、有髄線維の方が無髄線維よりも速く情報が伝わります。また、軸索と髄鞘で形成される神経線維の直径が太いほど、興奮の伝導速度は速くなります。

（4）2

解説 軸索の先端を神経終末といい、神経終末はほかの神経細胞や筋、腺細胞などと接続します。この接続部をシナプスといいます。シナプスにおいて

は、軸索の先端と他の神経細胞などとの間でわずかなすき間（シナプス間隙）があり、活動電位は通過できません。そのため神経伝達物質による伝達が行われるのです。軸索を伝導する活動電位が神経終末まで伝わると、カルシウム（Ca^{2+}）チャネルが開き神経終末にCa^{2+}が流入します。これが刺激となり、神経終末にあるシナプス小胞に存在する神経伝達物質が放出されます。神経伝達物質はシナプス間隙を超え、シナプス後細胞の細胞膜（シナプス後膜）の受容体に結合します。するとシナプス後細胞で活動電位が発生し、同じように神経終末まで軸索を伝わり、神経伝達物質によるシナプス伝達が行われます。このシナプスでの興奮の伝達は、必ず一方通行です。これは、神経終末でしか神経伝達物質は放出されず、その受容体もシナプス後膜にしか存在しないからです。興奮の伝達が一方通行であるため、情報を混乱せずに伝えることができます。静止電位では、カリウム（K^+）チャネルは開いていますが、カルシウム（Ca^{2+}）チャネルとナトリウム（Na^+）チャネルは閉じています。

2

（1）1

解説 カテコールという化合物とアミンという化合物からなる物質がカテコールアミンで、ドパミンと、ドパミンから変換されるノルアドレナリン、アドレナリンの総称です。

（2）2

解説　アセチルコリンは運動神経や副交感神経の神経伝達物質です。筋につながる運動神経の末端では、運動終板（筋線維にある運動神経と筋の接合部）に向けてアセチルコリンが放出され、筋に運動の指令を伝えます。

（3）2

解説　神経伝達物質には、放出された後、シナプス後細胞を興奮させるように作用する興奮性のものと、抑制するように作用する抑制性のものがあります。興奮性の神経伝達物質としては、ドパミンやグルタミン酸、ノルアドレナリンなどがあります。γ

―アミノ酪酸（GABA）は脳内で作用する抑制性の神経伝達物質です。

（4）1

解説　アドレナリンやノルアドレナリンの前駆物質がドパミンです。ドパミンは中枢神経系の神経伝達物質ですが、強心作用や腎血流量を増加させる作用などをもつため、循環不全治療薬として使用されることがあります。ノルアドレナリンは交感神経節後線維の神経終末で合成される神経伝達物質であり、また副腎髄質で分泌されるホルモンでもあります。セロトニンは脳内で作用する神経伝達物質で、精神的な安定などに関与します。

第12回　中枢神経の構造と機能①

1

（1）○

解説　間脳は、大脳半球の下で挟まれるようにある器官で、視床と視床上部、視床下部、視床後部などで構成されます。視床上部には、メラトニンを分泌する松果体があります。

（2）×

解説　大脳脚は中脳にある左右一対の隆起部分をいいます。正面から見ると大脳の脚のように見えることから大脳脚とよばれます。その内部を、錐体路をなす神経線維が通行しています。

（3）○

解説　延髄の前面にある左右一対の隆起が錐体です。錐体の内部は、大脳皮質から骨格筋へと運動の指令を伝える運動神経（錐体路）が通っています。左右の大脳皮質運動野から始まる錐体路は、延髄の錐体で交差（錐体交叉）し、左右が入れ替わります。

（4）×

解説　脊髄では、灰白質の周りを白質が取り囲んでいます。反対に大脳では、白質の周りを灰白質が取り囲みます。神経細胞の軸索が集まって形成されるのが白質、神経細胞の細胞体で形成されるのが灰白質です。

（5）×

解説　感覚器からの刺激を中枢へと伝える求心性の神経である感覚神経は、後根を通り脊髄の後角に接続します。一方、中枢からの指令を筋へと伝える遠心性の神経である運動神経は、前角から出て前根を通ります。これをベル-マジャンディーの法則といいます。

2

（1）縦裂

解説　大脳の正中部で大脳を左右に分ける溝が大脳縦裂です。

（2）脳幹

解説　脳は大きく大脳、間脳、脳幹、小脳に分けられます。脳幹は、中脳、橋、延髄で構成されます（間脳を脳幹に含める場合もあります）。

（3）虫

解説　左右の小脳半球に挟まれるように隆起した部分が虫部です。小脳は、緻密な運動機能の調節や、平衡感覚などを制御するはたらきをもちます。

（4）延髄

解説　脳の下端が延髄で、脊髄につながります。延髄は呼吸や嚥下、嘔吐、心臓・血管の制御など、生命維持をつかさどります。

（5）馬尾

解説　脊髄は下端に向かうほど細くなります。細くなった脊髄は、脊髄と接続する脊髄神経の束と合

わさり、馬の尾のように見えます。これを馬尾といいます。

3

（1）2

解説 脳や脊髄を覆う髄膜は、内側から軟膜、クモ膜、硬膜の3層です。脳の重量は成人で1,300gほどです。白質である大脳髄質の下層にある大脳基底核は、灰白質です。

（2）1

解説 脳室内の脳脈絡叢から分泌されるのが脳脊髄液で、クモ膜と軟膜の間にあるクモ膜下腔を満

たしています。そして、クモ膜下腔にあるクモ膜顆粒という部分でほとんどが静脈に吸収されます。

（3）4

解説 大脳の深部にある灰白質の部分が大脳基底核で、尾状核、レンズ核、扁桃体、前障などで構成されます。大脳基底核は運動や本能的な情動などに大きく関与しています。松果体は間脳に含まれます。

（4）3

解説 脊髄の下端は、第1～2腰椎の高さにあります。

第13回 中枢神経の構造と機能②

1

（1）3

解説 大脳の新皮質には、運動や言語、感覚などの中枢が存在します。

（2）3

解説 間脳の一部である視床下部は、自律神経・内分泌系の中枢として、体温、摂食・飲水、睡眠、代謝、性衝動、ホルモン分泌などを調節します。

（3）1

解説 呼吸の中枢は延髄や橋にあります。延髄や橋が化学受容器からの神経インパルスを受けて、呼吸の回数や深さ、リズムなどを調節しています。

（4）3

解説 小脳は、緻密な随意運動機能の制御を行います。また内耳からの平衡感覚を制御するはたらきもあります。

（5）2

解説 間脳の一部である松果体からは、メラトニンというホルモンが分泌されます。メラトニンは24時間周期の体内リズムである概日リズム（サーカディアンリズム）を調節する作用があります。

（6）4

解説 摂食や飲水に関わる中枢は視床下部です。

（7）2

解説 中脳は、姿勢の維持や歩行などの協調運動を制御する中枢であると同時に、瞳孔の大きさを調節する中枢でもあります。対光反射などの瞳孔反射に関与しています。

（8）2

解説 中脳は姿勢の維持を司る中枢です。背面開放座位は背もたれのない状態で姿勢を維持するため、中脳の姿勢反射を刺激します。

（9）1

解説 小脳には内耳からの平衡感覚や、骨格筋、腱などからの体性感覚が伝えられます。小脳ではこれらの情報を統合し、身体の平衡を調節したり運動の制御を行います。

My Note

第14回　大脳の構造と機能

（1）○

解説　大脳皮質のうち、運動や感覚のほか、高度な知的活動を担う領域が新皮質で、ヒトでは著しく発達しています。新皮質の内側には古皮質や旧皮質とよばれる下等生物でもみられる原始的な脳が存在し、嗅覚や繁殖など、本能的な行動を担います。

（2）○

解説　左右の大脳半球のうち、言語中枢のある方を優位半球、もう一方を劣位半球といいます。ほとんどの場合で優位半球は左です。

（3）×

解説　右脳は左半身の感覚・運動や両眼の左視野を支配し、左脳はその反対を支配します。

（4）○

解説　聴覚野は側頭葉の上部に位置し、内耳から送られる聴覚の中枢を担います。

（5）×

解説　視覚野があるのは後頭葉です。

2

（1）中心（ローランド）

解説　大脳の表層である大脳皮質は、中心溝などの大きな溝によって前頭葉、頭頂葉、側頭葉、後頭葉に分けられます。

（2）外側（シルビウス）

解説　大脳の上部と下部を分ける溝が外側溝です。頭頂葉と後頭葉を分ける溝は頭頂後頭溝とよばれます。

（3）運動

解説　前頭葉にあり、運動性言語野ともよばれる領域がブローカ中枢です。ブローカ中枢は発語に関わる運動を司り、障害されると言葉の意味は理解できても発語ができなくなります。これがブローカ失語症です。

（4）側頭

解説　ウェルニッケ中枢は側頭葉にあり、言葉の理解を司る領域です。

（5）感覚

解説　ウェルニッケ中枢は感覚性言語野ともよばれます。ウェルニッケ中枢が障害されると音は聞こえても相手の言葉が理解できなくなり、また言い間違いも多くなるため、会話が成立しなくなります（感覚性失語症）。

3

（1）1

解説　前頭葉は、体性運動や発語に関わる運動のほか、高度な思考、情動の制御などを司る領域です。よろめくなどの平衡機能の障害は、小脳の障害が疑われます。

（2）1

解説　頭頂葉には、皮膚や筋で受ける情報を処理する体性感覚野があるほか、空間を把握する領域があります。そのため頭頂葉が障害されると熱さや痛みなどの感覚の認識や手で触れたものの識別が困難になったり、左右の認識ができなくなります。また、着替える、簡単な図を模写する、といった動作ができなくなる「失行」が現れることもあります。

（3）2

解説　言葉を流暢に話せなくなるのは前頭葉のブローカ中枢の障害です。触れた物品の識別障害は頭頂葉の障害、安定して立っていることができないのは小脳の障害が疑われます。

（4）3

解説　大脳辺縁系は大脳新皮質の下層にあり、嗅覚や繁殖などの本能的な行動や、恐怖、怒り、好き嫌いの感情といった原始的な情動を担う領域をいいます。大脳辺縁系は、扁桃体や帯状回、海馬などで構成されます。海馬は、短期記憶を長期記憶に変換するときに重要な役割を果たします。海馬が障害されると、長期記憶に変換できず前向性健忘（障害以後の出来事を記憶できない）となります。

第15回　脳神経と脊髄神経①

（1）×
解説　分岐する末梢神経が密集、合流して形成される網目構造が神経叢です。脊髄神経のうち、胸神経以外はすべて神経叢を形成します。

（2）○
解説　骨格筋へ運動を伝える運動神経は、前根を通って末梢へと向かいます。後根には全身からの感覚神経が通り、脊髄につながります。これをベル-マジャンディの法則といいます。

（3）×
解説　脊髄神経は、脊髄を覆う脊柱管の椎間孔を出ると、背側や筋、皮膚に向かう細い後枝と、腹側に向かう太い前枝に分岐します。

（4）×
解説　運動神経は骨格筋の運動を支配します。内臓や血管の運動を制御するのは、自律神経です。

（5）○
解説　中枢から骨格筋へ向かう運動神経は遠心性神経、末梢の感覚器から中枢へ向かう感覚神経は求心性神経ともよばれます。

2

（1）12
解説　脳から直接出る脳神経は、嗅神経や視神経、迷走神経など、12対からなります。

（2）31
解説　脊髄から出て全身へと広がる脊髄神経は、31対からなります。

（3）8
解説　脊髄神経は、8対の頸神経、12対の胸神経、5対の腰神経、5対の仙骨神経、そして1対の尾骨神経からなります。

（4）感覚
解説　体性神経は、運動神経と感覚神経からなります。中枢から骨格筋へ指令を伝えるのが運動神経、感覚器からの情報を中枢へ伝えるのが感覚神経です。

（5）錐体
解説　錐体路は、大脳皮質運動野から始まって下行し、脊髄に向かいます。途中で延髄の錐体を通るため、錐体路とよばれます。大部分の神経線維は錐体で交差して反対側に移り（左右が入れ替わり）、脊髄の側索後部を下行します（外側皮質脊髄路）。錐体で交差しない一部の神経線維は、そのまま同側の脊髄前索を下行し、下位で交差して反対側に移ります（前皮質脊髄路）。

3

（1）1
解説　5対の仙骨神経のうちの一つが坐骨神経で、骨盤の背部から出て膝窩まで続く人体で最大の末梢神経です。成人で太さは平均して1cm、長さは50cmほどにもなります。

（2）4
解説　迷走神経は頸部から胸部、腹部にかけて広く分布する神経です。複雑に広がるため、迷走という名称がついています。視神経は下垂体の前で交差（鼻側半交叉）し、左右の一部が入れ替わって脳に入ります。左右からの情報を同時に受け取ることで、遠近や立体の認識が可能となります。

（3）2
解説　三叉神経は、眼神経、上顎神経、下顎神経の3つの分枝からなる脳神経中最大の神経です。反回神経は迷走神経の分枝で、声帯の動きを支配します。そのため反回神経が損傷すると、嗄声（声がかれること）などの症状が現れます。

（4）3
解説　舌咽神経は、舌の後ろ1/3ほどの味覚や知覚、咽頭の運動や感覚、そして唾液の分泌に関与します。耳下腺を支配する副交感神経が含まれています。

第16回　脳神経と脊髄神経②

（1）3

解説 眼球の運動を行う外眼筋を支配するのが動眼神経、滑車神経、外転神経です。

（2）2

解説 三叉神経は顔面の触覚や温・冷覚、痛覚などのほか、咀嚼に関わる筋を支配します。顔面の随意筋は顔面筋が支配しますが、咀嚼については三叉神経の支配を受けます。

（3）4

解説 まぶたを閉じるのは表情筋のはたらきです。表情をつくる表情筋を支配するほか、舌の前側2/3ほどの味覚や、涙腺、唾液腺の機能を支配するのが顔面神経です。

（4）1

解説 副神経は胸鎖乳突筋や僧帽筋を支配する脳神経で、肩を挙げたり首を回す運動に関与します。

（5）4

解説 額にしわを寄せるなど、顔面のはたらきを支配するのは顔面神経です。ただし咀嚼に関する筋は三叉神経の支配を受けます。

（6）3

解説 迷走神経の分枝である反回神経は、喉頭に分布し、声帯の動きを支配します。反回神経が障害されると、声がかれる嗄声が生じたり、誤嚥が起こりやすくなります。

（7）3

解説 大腿の伸展は大腿神経による支配です。坐骨神経は大腿の屈筋に関与しており、膝関節の屈曲などを支配します。

（8）1

解説 橈骨神経は前腕の伸筋群を支配します。骨折などで橈骨神経が障害されると、手首や指を伸ばした状態に保つことができない下垂手が生じます。

（9）1

解説 前腕の屈筋や手指の筋は、正中神経と尺骨神経の支配を受けます。尺骨神経が障害されると、手が鷲のかぎづめのように曲がったままの状態となる鷲手になります。肘をまっすぐに伸ばした時に上腕に対して前腕が大きく外側を向く猿手は正中神経の麻痺、つま先の背屈ができずに伸び切った状態となる下垂足は腓骨神経の麻痺で起こります。また坐骨神経の障害は、腰部や殿部、大腿部のしびれ、痛み、歩行障害などを引き起こします。

第17回　自律神経

（1）○

解説 自律神経は、無意識的に臓器や血管のはたらきを制御、調節する神経です。

（2）×

解説 自律神経の中枢は間脳の視床下部や脳幹にあります。

（3）○

解説 交感神経単独支配である汗腺や多くの血管を除き、大部分の器官が交感神経と副交感神経の両方の支配を受けています。これを二重支配といいます。

（4）○

解説 交感神経が内臓に加えて皮膚や血管、骨格筋に至るまで分布するのに対し、副交感神経はおもに内臓に分布しています。

（5）×

解説 心臓には交感神経と、副交感性の迷走神経が分布します。交感神経がはたらくと心臓は活発になり、心拍数や心筋の収縮力も増加します。反対に副交感神経がはたらくと心臓の機能は抑制されます。

(6) ×

解説　ストレス下にあるときにはたらくのは交感神経です。副交感神経はリラックス時にはたらきます。

(7) ○

解説　精神的に興奮しているときには交感神経がはたらきます。

(8) ×

解説　不安があるときやストレス下にあるときなどは、交感神経のはたらきが亢進します。

(9) ○

解説　交感神経が興奮すると心臓の機能は促進され、心拍数、心拍出量ともに増加します。また血管は収縮して血圧も上昇します。

(10) ○

解説　無自覚性低血糖とは、血糖値が低下しても低血糖の徴候が現れず、意識障害や昏睡などの重篤な中枢神経系の症状が突然出現することをいいます。原因としては、低血糖を繰り返していることや、糖尿病の合併症で自律神経障害がある場合があげられます。動悸や冷汗など、低血糖で出現する症状は自律神経が関与しているため、自律神経の障害は無自覚性低血糖を引き起こします。

2

(1) 2

解説　中枢から伸びる自律神経の神経線維のう

ち、神経節までを節前線維、神経節から各臓器までを節後線維といいます。副交感神経の節前線維は、4つの脳神経（動眼神経、顔面神経、舌咽神経、迷走神経）と、脊髄神経である仙骨神経に含まれます。

(2) 2

解説　副交感神経の緊張により、消化管の機能は亢進します。そのため唾液や胆汁、膵液などの消化液は分泌が促進され、胃や腸の運動も活発になります。汗の分泌やアドレナリンの分泌、グリコーゲンの分解などは、交感神経の緊張で現れます。

(3) 4

解説　交感神経が興奮すると、気管支平滑筋は弛緩し、気管支が拡張します。多くの酸素を取り入れて呼吸を促進するための作用です。交感神経の興奮により、立毛筋は収縮して鳥肌が立ち、尿道括約筋は収縮して尿の排泄を抑制します。また瞳孔散大筋は収縮し、散瞳が起こります。興味のあるもの、危険なものなどの視覚情報を集めるための反応です。

(4) 3

解説　交感神経の興奮は瞳孔散大筋を収縮させ、瞳孔散大（散瞳）が起こります。反対に副交感神経が興奮すると瞳孔括約筋が収縮し、縮瞳が起こります。涙腺は副交感神経の興奮により涙液の分泌を促進します。

第18回　感覚器①　体性感覚と内臓感覚

1

(1) ○

解説　内臓感覚は内臓痛覚と臓器感覚からなります。内臓の痛みや感覚は、自律神経により中枢神経に伝えられます。

(2) ×

解説　深部感覚は体性感覚です。身体の表層である皮膚で感じるのが皮膚感覚（または表在感覚）、筋や腱で感じるのが深部感覚で、合わせて体性感覚を構成します。

(3) ○

解説　自由神経終末は、組織が損傷されたときに痛みとして感知する侵害受容器として機能します。また、熱さや冷たさなどの温度感覚も、皮膚や粘膜に存在する自由神経終末が感知します。

(4) ×

解説　空腹感や口渇感といった身体の欲求や、疲労感、悪心、尿意、便意などの感覚は臓器感覚とよばれます。

(5) ✕

解説 ある感覚器（受容器）を正常に反応させる刺激を適刺激（適当刺激や適合刺激ともいいます）といいます。例えば皮膚の機械受容器であるマイスネル小体では振動、ファーテル-パチニ小体では皮膚の変形（圧力）や振動、自由神経終末では温冷刺激が適刺激となります。

(6) ✕

解説 暗闇に目が慣れてきたり、独特なにおいに慣れるなど、継続的な刺激により感覚器（受容器）が刺激に慣れることを順応といいます。嗅覚や触覚は順応が起こりやすいですが、痛覚は順応しにくい感覚です。危険を知らせる、生存に重要な感覚だからです。

(7) ✕

解説 皮膚にある触覚や温・冷覚、痛覚などの受容器は、点状に分布しています。しかしその密度は、身体の部位によって異なります。感覚点の密度は、手や足、顔、口腔内で多く、体幹では少なくなっています。また、身体の部位だけでなく、感覚の種類によっても感覚点の密度に違いがあります。

(8) ✕

解説 筋には筋紡錘があり、筋肉の伸展状態を感じ取ります。腱には筋張力を感知する腱器官、関節にはファーテル-パチニ小体などがあり、関節の動きや角度、位置などを感じ取ります。

(9) ◯

解説 メルケル触盤（メルケル細胞）は皮膚に存在し、圧力を感じ取り、触覚や圧覚を伝えます。

(10) ◯

解説 内臓の痛みが皮膚の痛みとして感じられることがあり、これを関連痛といいます。内臓の痛みを伝える求心性線維は、脊髄でつぎのニューロン（二次ニューロン）に接続しますが、同じ二次ニューロンには皮膚からの求心性線維が接続していることがあります。脳は皮膚の痛みの方が内臓の痛みよりもはるかに多く経験・学習しているため、内臓の痛みは皮膚に投射されて関連痛が生じることになります。関連痛には、狭心症における左上腕の内側の痛みや左肩の痛み、肝臓疾患における右肩の痛み、膵臓疾患における背中や左肩の痛みなどがあります。

冷たいものを食べた時に頭痛がするのも関連痛の一種です。

2

(1) 2

解説 閾値（いきち）とは、感覚器（受容器）が検知するために必要な最低限の刺激の強さをいい、閾値に達しない刺激は感覚として認識できません。閾値は部位や感覚器によって異なります。また継続的な刺激により、感覚器の閾値が上昇し、刺激に慣れることがあります。これが順応です。一般的に閾値が低いほど敏感とされます。

(2) 2

解説 体性感覚野は前頭葉と頭頂葉を隔てる中心溝の後ろ側（中心後回）にあります。中心溝の前側（中心前回）には運動野があります。

(3) 4

解説 感覚神経の末端に形成される受容器が自由神経終末で、真皮の表層にある乳頭層にあります。同じく真皮にあるルフィニ小体は、圧力を検知します。

(4) 4

解説 自由神経終末は、痛覚のほか、温・冷覚を感知します。自由神経終末と同様に真皮の乳頭層にあるマイスネル小体は触覚、真皮の深部と皮下組織にあるファーテル-パチニ小体は圧覚と振動覚を感知します。

My Note

第19回　感覚器②　特殊感覚

（1）　4

解説　脈絡膜は虹彩、毛様体とともに眼球中膜を構成します。眼球中膜は、眼球血管膜やブドウ膜ともよばれます。脈絡膜は眼球中膜の大部分を占め、メラニン色素に富む暗褐色の膜で、眼球壁に栄養を与えたり、瞳孔以外から入る光を遮り、眼球内を暗くするはたらきがあります。強膜は眼球外膜の大部分を占める膜で、いわゆる白目の部分です。眼球の形状を保つ役割があります。眼球内膜の大部分を占めるのが網膜で、網膜の視細胞が光を感知し、視神経へと情報を送ります。

（2）　2

解説　網膜の視細胞には錐体細胞（錐体）と杆体細胞（杆体）とよばれる細胞があります。そのうち杆体には、光を受容する色素であるロドプシンが含まれます。そのため杆体は明暗を感知しますが、色覚には関与しません。一方の錐体が色覚を担い、色の識別を行います。毛様体の上皮細胞から分泌される眼房水は、水晶体と角膜の間の空間（前眼房）や、水晶体と虹彩の間の空間（後眼房）を満たし、栄養を補給します。眼房水は分泌された後に強膜と角膜の間にあるシュレム管（強膜静脈洞）に吸収されて循環しています。眼房水の出入りが一定に保たれることで眼圧が調整されています。光は、角膜から前眼房、水晶体、硝子体（眼球内を満たすゼリー状の物質）を経由して網膜に伝わります。

（3）　4

解説　近くを見るときには、毛様体筋が収縮することで水晶体を引っ張る毛様体小体が緩み、水晶体の厚みが増します。このとき左右の眼球は内転し、瞳孔も収縮します。これを輻輳反射といいます。

（4）　1

解説　瞳孔の大きさにより眼球に入る光の量を調節しています。老化に伴い瞳孔括約筋の筋力が低下すると瞳孔の大きさを調節することができず、明暗に順応しにくくなります。そのほかにも老化に伴って近方が見えにくくなったり、水晶体の弾力低下による老視、水晶体の混濁による白内障などが起こり

ます。網膜の前方で焦点が結ばれるのが近視、後方で結ばれるのが遠視です。

（5）　3

解説　鼓膜は外耳道と中耳を隔てる膜です。耳管は咽頭腔と接続しています。耳管が開閉することで空気が通行し、外耳と中耳（鼓室）の気圧差を解消しています。風邪などによって咽頭で炎症が起き、耳管がふさがれると中耳に影響を及ぼし、音が聴きづらくなります。骨迷路は迷路状に入り組んだ複雑な構造で、側頭骨の内部にあります。

（6）　4

解説　前庭の内部にある球形嚢と卵形嚢には、平衡斑があり、頭部の傾きを感知します。うず巻き状の蝸牛の内部にはラセン器（コルチ器）があり、ここには空気の振動（音波）を脳に伝える信号に変える有毛細胞があります。半規管は内耳にある3本の管状器官で、角加速度（回転運動）や身体の加速を感知します。

（7）　1

解説　音波を内耳へと伝達する役割をもつ外耳と中耳、内耳の一部を伝音器といいます。伝音器の異常による難聴が伝音性難聴です。一方、音波を音として感知するための役割を果たす内耳と、聴覚に関わる神経を感音器といいます。感音器の異常による難聴が感音性難聴です。

（8）　4

解説　嗅覚の適刺激は揮発性の物質です。揮発性の化学物質を鼻腔の天井部分に広がる嗅粘膜にある嗅細胞が感知すると、嗅細胞から出る嗅神経が頭蓋骨である篩骨を抜け、においの情報を脳へと伝えます。嗅覚は順応が起こりやすい感覚です。動物に比べてヒトの嗅覚は鈍感です。

（9）　3

解説　基本味は、塩味、甘味、酸味、苦味、そしてうま味の5つです。味を感知する味細胞からなる味蕾に水溶性の物質が入ると味が感知され、顔面神経や舌咽神経によって脳に伝えられます。1つの味蕾はさまざまな基本味を知覚します。これは、1個

の味細胞には通常、１～２つの味に対する受容体があり、そして１つの味蕾には基本五味すべてに対応するそれぞれの味細胞が存在しているためです。また最近の研究では、舌のどの部分にある味蕾であっても知覚する味覚に変わりはないとされています。子どもは味に敏感で、成人よりもたくさんの味蕾をもちます。

第20回　皮膚の構造と機能

1

（1）✕
解説　真皮には血管や神経が豊富に存在します。

（2）○
解説　エクリン汗腺は小汗腺ともよばれ、全身に分布します。水分の豊富な、いわゆる汗を分泌し、体温調節に関与しています。

（3）✕
解説　皮膚の表面は、脂腺から分泌される酸性の皮脂により、弱酸性に保たれています。酸の作用により、細菌の繁殖を防いでいます。

（4）○
解説　皮脂の分泌は成人期で高く、加齢とともに減少していきます。皮脂は細菌の繁殖を防いだり、皮膚の保湿や弾力性維持にも機能するため、老年期には皮膚が乾燥しやすく、防御機能も低下します。

（5）✕
解説　粘膜でも常在菌や酵素の作用で細菌の侵入や繁殖を防ぐ機能がありますが、皮膚に比べて防御力は強くありません。

2

（1）皮下組織
解説　皮膚の下層である皮下組織には、豊富な脂肪細胞からなる皮下脂肪の層があります。皮膚と皮膚の下にある筋層をつないだり、熱の放出を防いで体温を一定に保つ、あるいは外部からの衝撃を和らげる役割などがあります。

（2）角質
解説　表皮は外層から、角質層、淡明層、顆粒層、有棘層、基底層に分けられます。基底層では新しい上皮細胞が生まれ、しだいに角質化しながら上層へと移行していきます。死んだ上皮細胞からなる角質層は、最後は身体から剥がれ落ちます。

（3）基底
解説　基底層にはメラニン細胞が存在します。メラニン細胞は皮膚の色をつくるメラニン色素を産生します。

（4）メラニン
解説　紫外線など、強い光線を防ぐ役割があります。

（5）D
解説　大量の紫外線は有害ですが、皮膚の細胞膜に存在するコレステロールは、紫外線を受けてビタミンDに変化します。つまり、紫外線を浴びると皮膚ではビタミンDがつくられます。ビタミンDは、腎臓で活性型ビタミンDとなって消化管でのカルシウム吸収を促進します。そのためビタミンDが不足すると、子どもではくる病、大人では骨軟化症を引き起こします。

3

（1）4
解説　表皮は重層扁平上皮からなります。上皮細胞が何層にも重なっているため丈夫で、表皮に適しています。単層円柱上皮は粘膜、多列線毛上皮は気管や精管、単層扁平上皮は肺胞や血管などでみられます。

（2）2
解説　体温調節にはたらく水分の多い汗を分泌するエクリン汗腺は、全身に分布します。特に手掌や足底で顕著にみられます。大汗腺ともよばれるアポクリン汗腺は、腋窩や乳輪、肛門周囲、外耳道などに限局します。分泌物を含んだ細胞質が一部はがれて分泌（アポクリン分泌）されるため、脂肪やタンパク質を多く含む汗を分泌します。

（3）1

解説 表皮に存在する細胞のほとんどがケラチン細胞で、ケラチンというタンパク質を産生します。ケラチンが細胞内に蓄積すると硬くなり、それを角化といいます。ケラチンは表皮のほか、爪や頭髪などの主成分です。

（4）2

解説 マクロファージの一種である樹状細胞のう

ち、皮膚に存在するものをランゲルハンス細胞といいます。ランゲルハンス細胞は皮膚の基底層に存在し、皮膚から侵入する細菌などを貪食し、その情報を免疫機構の司令塔であるヘルパーT細胞に伝える抗原提示細胞です。リゾチームは粘膜に存在する酵素、デーデルライン桿菌は膣に存在する乳酸菌で、それぞれ細菌の繁殖を防いでいます。ライディッヒ細胞は精巣に存在し、男性ホルモンを産生します。

第21回　ホルモンと内分泌器官

1

（1）2

解説 レニンは腎臓から分泌される酵素の一種です。ホルモンではありませんが、レニン－アンギオテンシン－アルドステロン系という、ホルモンが関与する昇圧機構を発動させるはたらきをもちます。

（2）1

解説 甲状腺から分泌されるサイロキシン（チロキシンともよばれます）とトリヨードサイロニン（トリヨードチロニンともよばれます）を甲状腺ホルモンとよび、基礎代謝を上昇させるはたらきをもちます。甲状腺からはカルシトニンも分泌されます。

（3）4

解説 テストステロンは代表的な男性ホルモンで、精巣にあるライディッヒ細胞により分泌されます。男性的な成長・発達を促進する作用があります。

（4）1

解説 プロラクチンは下垂体前葉から分泌されるホルモンの1つで、乳腺刺激ホルモンともよばれます。乳汁の産生を促したり、排卵を抑制する作用をもちます。

（5）3

解説 プロゲステロンは卵巣の黄体から分泌されるホルモンで、黄体ホルモンともよばれます。妊娠中には胎盤からも分泌され、基礎体温を上昇させたり、子宮の環境を整えて妊娠を維持させる作用を発揮します。また乳腺を発達させる作用もあります。

（6）4

解説 副腎髄質からは、アドレナリンとノルアドレナリンが分泌されます。交感神経刺激で分泌が促進され、交感神経がはたらいたときと同様の作用をもち、交感神経のはたらきを強力にバックアップします。カルシトニンは甲状腺、バソプレシンは下垂体後葉、アルドステロンは副腎皮質から分泌されます。

（7）3

解説 腎臓で分泌されるエリスロポエチンには、赤血球の産生を促進する作用があります。コルチゾールは副腎皮質で分泌されるおもな糖質コルチコイド、オキシトシンは下垂体後葉から分泌されるホルモンで、子宮収縮作用と射乳作用をもちます。

（8）4

解説 膵臓からは血糖値を下げるインスリンと血糖値を上げるグルカゴン、そしてそれらの分泌を抑制するソマトスタチンが分泌されます。ソマトスタチンは視床下部や消化管粘膜などでも分泌されます。セクレチンは十二指腸の粘膜から分泌される消化管ホルモンで、膵液の分泌を促進したり、胃液の分泌を抑制する作用をもちます。

（9）1

解説 オキシトシンは下垂体後葉から分泌されるホルモンです。エストロゲン（卵胞ホルモン）とプロゲステロン（黄体ホルモン）は卵巣、アンドロゲン（男性ホルモンの総称）は精巣で分泌されます。

第22回　ホルモンの作用

（1）1

解説 甲状腺から分泌されるカルシトニンは、破骨細胞のはたらきを抑制して骨吸収を妨げ、同時に腎臓からのカルシウム排泄を促進することで、血中カルシウム濃度を下げる作用をもちます。

（2）4

解説 ANP（心房性ナトリウム利尿ペプチド）は、心臓壁の伸展により分泌が増加し、腎集合管においてナトリウムイオンの再吸収を抑制します。その結果、水の再吸収低下をもたらし、尿量が増える、すなわち循環血漿量が減少します。これにより、血液量増加による心臓の負担が軽減する、負のフィードバックとなります。

（3）2

解説 交感神経のはたらきや、腎血流量の減少などの刺激によって腎臓で分泌されるレニンは、血漿中のアンギオテンシノーゲンをアンギオテンシンⅠに加水分解します。アンギオテンシンⅠは、さらに血管内皮細胞にあるアンギオテンシン変換酵素の作用を受け、アンギオテンシンⅡに変換されます。アンギオテンシンⅡは、細動脈を収縮させて血圧を上げるように作用します。このとき、腎血流量も増加します。同時に副腎皮質からのアルドステロン分泌も促すことで、強い昇圧作用をもたらします。

（4）3

解説 下垂体後葉から分泌される、抗利尿ホルモンともよばれるのがバソプレシンです。バソプレシンは腎臓の集合管に作用して水の再吸収を促進することで、排泄される尿量を抑えます。また血管を収縮させて血圧を上昇させる作用ももちます。

（5）1

解説 トリヨードサイロニン（トリヨードチロニン）とサイロキシン（チロキシン）は甲状腺から分泌されるホルモンで、通常はこの２つを甲状腺ホルモンといいます。甲状腺ホルモンは、基礎代謝を亢進させ、体温を上げる作用をもちます。

（6）1

解説 副腎皮質刺激ホルモンは下垂体前葉から分泌されます。副腎皮質刺激ホルモンの刺激を受けた副腎皮質からは、血糖を上昇させるコルチゾールが分泌されます。

（7）1

解説 卵胞刺激ホルモンは下垂体前葉から分泌されるホルモンです。その名の通り、女性の卵胞を刺激して卵胞の発育を促しますが、男性では精子の形成を促進する作用を発揮します。

（8）2

解説 インスリンは、血液中のグルコースを筋や脂肪細胞に取り込ませることで血糖値を下げます。肝細胞も血中グルコース濃度の上昇でグルコースの取り込みが増加しますが、これはインスリンの直接作用ではなく、濃度勾配（ある物質の濃度の差のこと。物質の移動は、一般に濃度が高い方から低い方へ起こります）に従ったものです。すなわち、インスリンは肝細胞のグルコースの取り込みを直接的には促進しません。そして筋や肝ではグリコーゲン合成酵素を活性化させ、取り込んだグルコースからのグリコーゲンの合成を促進し、脂肪細胞ではグルコースからの中性脂肪の合成を促進し、蓄えるように作用します。また筋や肝では、アミノ酸の取り込み促進、タンパク質合成促進作用も発揮します。すなわちインスリンは、グリコーゲンや脂肪、タンパク質などの同化を促進し、備蓄を増やすホルモンです。

（9）4

解説 副甲状腺から分泌されるパラソルモン（パラトルモン）は、破骨細胞のはたらきを高め、骨吸収を促進することで血中カルシウム濃度を上昇させます。カルシトニンと拮抗するホルモンです。

My Note

第23回　ホルモンの作用と身体の変化

（1）3

解説　アルドステロンは、腎尿細管の集合管部分に作用し、Na^+（ナトリウムイオン）の再吸収とK^+（カリウムイオン）の排泄を促進します。Na^+の再吸収を促進することで同時に体内に水を引き込み、循環血漿量を増やして血圧を上昇させます。K^+のほか、H^+（水素イオン）やNH_4^+（アンモニウムイオン）の排泄も促進します。酸であるH^+は腎臓から排泄されますが、さらにH^+の排泄が必要なときにはアンモニア（NH_3）にH^+を付加してNH_4^+を生成し、より多くの排泄を可能にします。このようにH^+の排泄を調節することで酸塩基平衡を保ち、アシドーシスを防いでいます。

（2）1

解説　甲状腺ホルモンは基礎代謝の亢進やタンパク質の合成、脂質の合成・分解などのはたらきをもちますが、昇圧作用はありません。

（3）3

解説　卵巣の機能が低下し、閉経した後は、副腎皮質や脂肪組織でつくられるエストロゲンがおもな女性ホルモンとなります。

（4）4

解説　老年期では、カルシウムの摂取不足や、腸管・腎臓でのCa^+（カルシウムイオン）吸収率の低下などによる血中Ca^+濃度の低下を補うため、副甲状腺の機能が亢進し、パラソルモンの分泌が増加します。そのため、骨吸収が過剰に進み、骨粗しょう症を引き起こしやすくなります。

（5）2

解説　抗利尿ホルモン（バソプレシン）は、血漿浸透圧が上昇したり、循環血漿量が減少することで血圧が低下すると分泌が亢進します。集合管に作用し、水分の再吸収を高めますが、Na^+の再吸収には関与しません。

（6）4

解説　海藻類などに多く含まれるヨードは、甲状腺ホルモンの材料となりますが、過剰な摂取は甲状腺機能の低下を招きます。オキシトシンは、乳児の吸 啜反射や啼泣（泣き声）によって分泌が促進されます。

（7）1

解説　インスリンは血中のグルコースを標的細胞に取り込ませることで血糖値を低下させる作用をもちます。さらに標的細胞のうち、肝や筋ではグリコーゲン合成を促進し、脂肪細胞では中性脂肪の合成を促進します。グルカゴンと同様に血糖値を上昇させる作用をもつアドレナリンや成長ホルモンは、肝に貯蔵されているグリコーゲンをグルコースに分解し、血中に放出させます。

（8）4

解説　骨粗しょう症の原因となるのは、骨吸収を促進するパラソルモンの過剰分泌です。

（9）3

解説　コルチゾールの分泌は日内変動があり、朝（起床時）に最も多く、徐々に減少して夜間に最も少なくなります。アドレナリンはストレスや生命の危機などの刺激により分泌が亢進し、交感神経の興奮と同じ作用を示します。心房性ナトリウム利尿ペプチドは心臓で分泌されるホルモンで、心臓の負荷を抑えるはたらきをもちます。心臓に負荷がかかると分泌され、レニンやアルドステロンの分泌を抑制して血圧を下げたり、尿細管でのNa^+の再吸収を抑制します。Na^+は浸透圧を生じるイオンであり、水を引き込むため、Na^+の排泄が増えれば同時に水の排泄も増加し、循環血漿量が減少して心臓の負荷が低下することになります。アルコールはバソプレシンの分泌を抑制します。そのため飲酒時は水分の再吸収が減少し、排尿が多くなる傾向があります。

My Note

第24回　血液のしくみとはたらき

（1）4

解説　血液は細胞外液の一つで、その量は体重のおよそ1/13（8％程度）とされています。血液から細胞成分（赤血球、白血球、血小板）を除いた液体成分を血漿といい、その血漿からフィブリノゲンなどの凝固因子を除いたものが血清です。アルブミンは血漿に含まれるタンパク質の80％以上を占め、膠質浸透圧の調節や脂溶性の物質（脂肪酸や脂溶性ホルモン、遊離ビリルビンなど）の輸送などに関わります。

（2）1

解説　白血球は核をもちますが、赤血球と血小板にはありません。赤血球の寿命は120日ほど、血小板の寿命は8日ほどです。

（3）3

解説　ヘモグロビンは赤血球に含まれるタンパク質の一種で、酸素濃度の高い、すなわち酸素分圧の高いところで酸素と結びつき、低いところで酸素を手放す性質をもちます。血液中のヘモグロビンのうち、酸素と結合している酸素化ヘモグロビン（オキシヘモグロビン）の割合を酸素飽和度といいます。酸素を手放した脱酸素化ヘモグロビン（デオキシヘモグロビン）が増加し、5g/100ml以上になるとチアノーゼが現れます。ヘモグロビン濃度は酸素の運搬能力の指標であり、その低下は貧血を引き起こします。

（4）1

解説　造血は骨髄で行われます。そのうち造血機能を有するのが赤色骨髄で、造血機能が失われると脂肪を多く含む黄色骨髄（脂肪髄）となります。白血球は大きく顆粒球、単球、リンパ球に分けられます。顆粒球コロニー刺激因子により産生が増えるのは顆粒球です。顆粒球には好中球、好酸球、好塩基球があります。肝臓で造血が行われるのは胎児期の初期で胎生5ヶ月頃がピークです。骨髄での造血は胎生4ヶ月頃から始まり、その後骨髄が造血の主役に代わっていきます。

（5）2

解説　動脈血酸素飽和度は96％以上が正常とされます。ヘマトクリット値は血液中の細胞成分の割合を示す数値で、細胞成分の大部分を占める赤血球の容積比とほぼ等しくなります。正常値とされるのは成人男子で40〜48％ほど、成人女子で36〜42％ほどです。赤血球数は、成人男子で410万〜530万/mm³、成人女子で380万〜480万/mm³程度、白血球数は4,300〜8,000/mm³程度が基準値とされます。

（6）2

解説　形成された血栓を溶解し、血流を正常に戻すはたらきをするのがプラスミンです。トロンボプラスチンはプロトロンビンをトロンビンに変え、トロンビンがフィブリノゲンをフィブリンに変えることで血栓を形成します。カルシウムイオンは血液凝固反応のあらゆる段階において必要な物質です。

（7）4

解説　A抗原とB抗原の有無によって分類するABO式血液型のほかに、赤血球表面のRh抗原の有無による分類がRh式血液型です。日本人は99％以上がRh抗原をもつRh（＋）です。Rh抗原をもたないRh（−）の血液をRh（＋）に輸血することは問題ありません。

（8）3

解説　鉄は赤血球の産生に必要ですが、寿命には関係ありません。脱水により血液中の水分量（血漿量）が減るため、相対的に血球の割合が高くなり、ヘマトクリット値（血液のうち、血球成分の容積が占める割合で、ほぼ赤血球が占める割合に等しい）とヘモグロビン濃度は上昇します。これらは脱水の指標にもなります。胃で産生される内因子はビタミンB₁₂の吸収に不可欠なタンパク質です。ビタミンB₁₂や葉酸の欠乏による貧血を巨赤芽球性貧血といい、そのうち内因子欠如によるビタミンB₁₂欠乏が原因であるものを悪性貧血といいます。ビタミンB₁₂や葉酸は、赤血球の産生に必要なDNAの合成に不可欠です。再生不良性貧血では、すべての血球の元となる骨髄中の造血幹細胞（多能性幹細胞）が

減少するため、いずれの血球成分も減少（汎血球減
少症）を示すことになります。

（9）1

解説 交差適合試験の主試験では、受血者の血清と供血者（輸血用）の血球を混和させます。

第25回　血管系の構造と機能

（1）○

解説 心臓の拍出力の影響をほとんど受けない静脈の血流は、骨格筋が収縮し、静脈を圧迫して起こすポンプ作用に助けられています。そのほか、呼吸による胸郭の動きの影響も受けます。

（2）×

解説 血流の弱い静脈には、血液の逆流を防ぐための弁があります。とくに四肢の静脈で随所にみられます。

（3）○

解説 動脈は心臓の拍出力の影響を受けるため拍動しますが、静脈は拍動しません。ただし、脳では静脈も拍動しています。頭蓋内に流入する動脈血液量と同じ量が流出し、頭蓋内血液量を一定に保つ必要があるためです。

（4）×

解説 動脈も静脈も血管壁は内膜、中膜、外膜の3層です。とくに動脈では中膜が発達しています。

（5）×

解説 動脈は豊富な弾性線維からなる中膜が発達しており、その断面は円型が保たれています。それに比べ、静脈の断面は扁平です。

2

（1）毛細

解説 動脈と静脈を末梢で結ぶ微細な血管が毛細血管です。毛細血管の壁は非常に薄く、血管外（組織）との間で酸素や二酸化炭素、栄養素、老廃物などのやり取りができます。

（2）終

解説 毛細血管と結合する前の細い動脈は、他の動脈同士と相互に連絡し、吻合を形成しています。吻合により、ある動脈が閉塞した場合でも、他の動

脈がその代わりに血流を通すことができます。他の動脈と吻合を形成しない動脈を終動脈といいます。

（3）弾性

解説 とくに太い動脈は、弾力と伸縮性をもつ弾性線維が何層にも連なり形成される弾性板と平滑筋で形成されており、心臓から送り込まれる血流の勢いを受けとめ、心臓弛緩期にも全身へ送る役割をもちます。

（4）弓

解説 心臓の左心室に接続する大動脈は、心臓を出たのちに頭部や上半身に向かう枝を分岐させた後、下半身へ向かうために急にカーブします。その部分が大動脈弓です。

（5）門

解説 毛細血管からつながり、合流して形成された静脈が再び枝分かれして再び毛細血管につながることがあります。二つの毛細血管網に挟まれた静脈を門脈といい、通常は肝門脈のことをいいます。

3

（1）3

解説 血管や心臓の機能、運動を制御するのは延髄です。

（2）2

解説 ヒスタミンは炎症反応に関与する物質で、血管拡張作用をもちます。アンギオテンシンⅡは血管を収縮させ、血圧を上昇させる作用をもちます。エンドセリンは、血管の内壁を形成する血管内皮細胞が放出する物質で、強い血管収縮作用をもちます。トロンボキサンA_2は血小板由来の物質で、血管を収縮させ止血に作用します。

（3）4

解説 肝臓を形成する肝細胞の間に張り巡らされた毛細血管が洞様毛細血管＝類洞です。類洞は骨髄

25

でもみられます。

（4）2

解説　心臓の冠状動脈や脳の血管などでは、血管

の吻合が乏しい終動脈がみられます。そのため、血管が閉塞すると血流が途絶え、細胞の壊死（え し）＝梗塞（こうそく）を引き起こします。

第26回　全身の血管

（1）4

解説　腕頭動脈は、大動脈弓から直接分岐する３枝の１つで、最も右側に位置します。

（2）3

解説　大動脈弓からは、腕頭動脈、左総頸動脈、左鎖骨下動脈の３枝が分岐します。腕頭動脈はすぐに右総頸動脈と右鎖骨下動脈に分岐します。総頸動脈は頭部、鎖骨下動脈は上肢へ向かいます。鎖骨下動脈は椎骨動脈や内胸動脈などの枝を出し、腋窩を通る腋窩動脈となり、さらに上腕動脈と続きます。

（3）1

解説　総頸動脈から出る左右の内頸動脈と、鎖骨下動脈から出る左右の椎骨動脈の４本は、頭蓋腔に入り、脳へ血液を送ります。これらの４本が吻合して形成される輪状の血管経路が大脳動脈輪（ウィリス動脈輪）です。

（4）1

解説　心臓から出た大動脈は、胸大動脈から横隔膜貫通後に腹大動脈と名を変えます。腹大動脈は腹部を下行し、胃動脈や総肝動脈、上腸間膜動脈、腎動脈、精巣動脈などを出したのち、左右の総腸骨動脈に分岐して下肢へ向かいます。

（5）4

解説　外腸骨動脈は腰部から鼠径部（そけいぶ）を走行する動脈で、体表からの触診は困難です。

（6）2

解説　奇静脈は肋間静脈や食道の静脈からの血流を集め、上大静脈に注ぐ静脈です。胸椎の右側に沿って上行し、下大静脈の側副路としての役割ももちます。

（7）3

解説　腹大動脈から続く総腸骨動脈は外腸骨動脈と内腸骨動脈に分岐します。外腸骨動脈は下肢へ向かい、大腿動脈に続きますが、内腸骨動脈は骨盤付近に枝を伸ばします。

（8）2

解説　心臓から出て肺に向かう動脈が肺動脈です。心臓から出るため動脈という名ですが、中は静脈血が流れています。そのため酸素分圧や血圧は低く、血管壁も薄いのが特徴です。下半身から運ばれる血栓などにより、塞栓症も起こりやすくなります。

（9）2

解説　上腕動脈は橈骨動脈と尺骨動脈に分岐し、前腕を走行します。門脈と肝動脈はそれぞれが肝臓に接続します。4は静脈なので、血液の循環経路は反対です。上腕静脈から腋窩静脈、そして鎖骨下静脈の順に流れます。

第27回　リンパ系

（1）×

解説　静脈と同じように、リンパ管にも随所に逆流を防ぐための弁があります。

（2）○

解説　血管から浸み出し、組織中に存在する組織液がリンパ管に入ったものがリンパです。末梢から心臓付近の静脈に戻るため、動脈と反対、すなわち静脈と同じ方向です。

（3）○

解説 小腸で吸収された脂肪はリンパ管に入り、胸管を経て静脈に入ります。

（4）○

解説 右上半身（頭頸部と右側の上肢、および胸部右側）からのリンパ管が集まり右リンパ本幹となります。右リンパ本幹は、右の鎖骨下静脈と内頸静脈の合流部である右静脈角に注ぎます。

（5）×

解説 胸管を形成するのは、下肢と骨盤、腹部内臓のリンパ管です。

（6）×

解説 胸管のリンパは、左静脈角に注ぎます。

（7）×

解説 静脈と同様に、リンパの流れは心臓の拍出力の影響は受けません。

（8）○

解説 器官で形成される毛細リンパ管が集まり、合流して太いリンパ管になります。

（9）×

解説 小腸で吸収した脂肪を多く含むリンパは白く混濁しており、これを乳びといいます。

（10）○

解説 組織中の異物や不要な物質などを含む間質液（組織液）を血管に戻し、正常な体液循環を保つのがリンパの役割です。リンパが停滞することで間質液が血管に戻れず組織中に過剰となるため、浮腫（ふしゅ）が起こります。

（1）2

解説 胸管には1日に約2〜3Lのリンパが流れ、そのほかのルートで約1Lのリンパが流れます。

（2）4

解説 通常、リンパには赤血球は含まれません。リンパのおもな細胞成分はリンパ球です。

（3）3

解説 胃の左後側に位置するリンパ器官が脾臓（ひぞう）です。脾臓は、赤血球で満たされる赤脾髄と、リンパ球を豊富にもつリンパ小節からなる白脾髄に分けられます。赤脾髄は、古くなった赤血球の処理や血液の貯蔵を担います。リンパ球が常在する白脾髄は免疫機構に関与します。

（4）2

解説 おもに小腸の回腸でみられる、リンパ小節の集まりがパイエル板です。腸内に侵入する病原菌などの異物に対して免疫反応を示すはたらきをもちます。

第28回　心臓のしくみとはたらき

1

（1）3

解説 血液を大動脈から全身へ送り出すための強い血流をつくる左心室の心臓壁は、右心室より3倍ほど厚くなっています。

（2）4

解説 成人では心臓はおよそ250〜300gの重さで、その人の握り拳程度の大きさです。心臓壁は心筋とよばれる特殊な筋線維からなります。右心房には、上下の大静脈と冠状静脈洞が入ります。

（3）2

解説 全身から戻った血液（静脈血）は、まず右心房、つぎに右心室から肺動脈を経由して肺に向かいます。そのため右心房と右心室の間の右房室弁と肺動脈弁には、静脈血が通ります。右房室弁は3枚の弁膜からなり、三尖弁（さんせんべん）ともよばれます。2枚の弁膜からなる左房室弁は、その形状から僧帽弁（そうぼうべん）ともよばれます。

（4）1

解説 刺激伝導系の起点となり、心臓の収縮・拡張のリズムのペースメーカーとなる洞房結節（どうぼうけっせつ）は、右心房にあります。

（5）1

解説 健常成人の1回心拍出量は70mLほどです。成人の心臓は毎分70回ほど拍動するため、1分間でおよそ5Lもの血液を全身へ送り出していることになります。

（6）2

解説 冠状動脈は大動脈の最初の分岐として伸びる血管で、心臓表面に分布して心臓へ酸素や栄養を供給します。大動脈から分かれ、左冠状動脈と右冠状動脈の計2本が大動脈弁のすぐ上から出ます。左の冠状動脈はすぐに心室の前壁に向かう前下行枝（前室間枝）と、左心房と左心室の間を通る回旋枝の2本に分岐します。右心房と右心室の間を通る右の冠状動脈は、心室の下壁から後部に血液を送るため、その閉塞により下壁梗塞を引き起こします。

（7）1

解説 刺激伝導系は、右心房の洞房結節を起点とし、房室結節、ヒス束、右脚・左脚、そしてプルキンエ線維と続きます。

（8）4

解説 右心室も左心室も同時に収縮し、送り出す血液も1回の拍出でおよそ70mLと、左右での差はありません。収縮時の右心室内圧（約25mmHg）は、左心室内圧（約120mmHg）のおよそ1/5です。拡張期も収縮時ほど差はありませんが、右心室は0mmHg、左心室は5mmHgほどと、左心室の方が高いです。

（9）2

解説 心機能（心拍数、心収縮力）は、自律神経のうち交感神経の興奮により促進され、副交感神経（迷走神経）の興奮により抑制されます。ペースメーカーは刺激伝導系の起点となる洞房結節です。心臓の運動は延髄の支配を受けます。

第29回　心臓の機能と循環動態

（1）3

解説 心臓の拍動（心拍）が伝わり、動脈の拍動として感じ取られるのが脈拍です。正常な場合には心拍数と脈拍数は一致します。ただし不整脈などにより、心拍が脈拍として捉えられないことがあります。

（2）4

解説 血圧は、通常は動脈の内圧をいいます。心室が収縮し、血液を勢いよく送り出したときの血圧が収縮期血圧＝最高血圧、反対に心室が拡張したときの血圧が拡張期血圧＝最低血圧です。脈圧とは最高血圧と最低血圧の差をいいます。

（3）2

解説 血圧はおもに心拍出量と末梢血管抵抗により決まります。このうち、心拍出量はおもに収縮期血圧に影響し、末梢血管抵抗はおもに拡張期血圧に影響を与えます。拡張期血圧とは、血管（大動脈）によってつくられる血圧です。血管抵抗の増大により末梢へ血液が流れにくくなれば、拡張期に大動脈に残る血液が増えて大動脈内圧が上がり、拡張期血圧の上昇を引き起こします。末梢血管抵抗は収縮期血圧の上昇にもつながりますが、これは拡張期血圧（心室拡張期の大動脈内圧）が上昇したための効果です。末梢血管抵抗の増大が寒冷刺激による血管収縮である場合には、交感神経の興奮により心拍数が増えて心拍出量が増加し、直接的に収縮期血圧を上昇させます。もちろんこのときに血管収縮により拡張期血圧も上昇します。そのほか、心拍出量の増加や交感神経の興奮、循環血漿量の増加、血液の粘稠度の増加などでも血圧は上昇します。

（4）1

解説 大動脈弁閉鎖不全とは、心臓の出口である大動脈の弁が拡張期に閉じなくなり、押し出された血液が再び心臓内に逆流する状態をいいます。押し出された血液が逆流するため、心臓にとって大きな負担となります。逆流する血流が多くなれば、その分の血液もより強い力で拍出しなければならず、収縮期血圧は増大します。また拡張期には弁が機能せず血流が心臓に戻るため血圧が下がります。よって結果的に脈圧が大きくなります。

（5）4

解説 立位では重力により心臓へ戻るための静脈還流量は減少し、中心静脈圧も低下します。心拍出量が減って収縮期血圧は低下しますが、拍出量の減少を補うため心拍数は増え、脈拍数も増加します。

（6）3

解説 立位になることで静脈還流量が減少し、それに伴い肺への血流量も減少します。

（7）4

解説 心音のⅠ音は、心室が収縮し始めるときに聴かれる、房室弁が閉鎖する音と大動脈弁が開く音

です。Ⅱ音は、心室の収縮が終わるときに大動脈弁と肺動脈弁が閉鎖する音です。

（8）1

解説 QT時間は、Q波の始まりからT波の終わりまでの時間をいい、心室の興奮時間を示します。心拍数が増加し、1回の拍動が速くなればQT時間は短くなります。

（9）3

解説 高カリウム血症では、テント状Tとよばれるとがった山のようなT波がみられます。高カリウム血症は致命的な不整脈や心停止を引き起こす危険度の高い状態です。

第30回　呼吸器のしくみ

1

（1）○

解説 喉頭は気道において咽頭に続く部分で、気管への入り口となる部分です。喉頭にある声帯ヒダによって狭められた部分が声門で、発声に関与します。声門は気道で最も狭い部分です。

（2）×

解説 左右の肺と胸膜によって挟まれる胸腔中央部の空間が縦隔です。縦隔には心臓や気管、胸管、食道、胸腺などがあります。

（3）○

解説 右の肺は3葉、左の肺は2葉に分かれています。

（4）○

解説 3つの葉からなる右の肺に比べ、2つの葉からなる左の肺の方が若干小さいです。

（5）×

解説 肺を覆う胸膜（肺胸膜）は漿膜で、漿液を分泌して摩擦を軽減し、呼吸によって動く肺の運動を滑らかにします。

2

（1）気道

解説 鼻孔から取り入れた空気は、鼻腔、咽頭、

喉頭を経由し、気管、気管支を経て肺に入り、気管支の先端に形成される肺胞まで至ります。鼻から肺に至るまでの空気の通り道が気道です。鼻腔から喉頭までを上気道、気管から肺までを下気道といいます。

（2）葉

解説 左右の気管支はそれぞれ肺門から肺に入ります。右の肺では3つの葉に合わせて3本、そして左の肺では2つの葉に合わせて2本の葉気管支に分岐します。

（3）肺胞

解説 気管支の先端に数億個も形成される非常に小さな袋状器官が肺胞です。肺胞一つひとつで、肺胞の表面を走行する毛細血管とのガス交換が行われます。

（4）壁側

解説 2枚構造の胸膜のうち、肺を直接覆うのは肺胸膜（または臓側胸膜）、胸郭内面に接するのは壁側胸膜です。

（5）甲状

解説 気管は、常に空気が出入りできるように、食道に接する後方を除いていくつもの軟骨で覆われています。軟骨には喉頭蓋軟骨、輪状軟骨、甲状軟骨などがあります。男子では思春期になると甲状軟骨がせり出し、喉頭隆起、いわゆるのど仏を形成し

ます。

3

（1）4

解説　頭蓋骨である上顎骨、前頭骨、蝶形骨、篩骨の内部には小さな空洞があり、これらの空洞を副鼻腔といいます。

（2）2

解説　気管はおおむね第5胸椎の高さで左右の気管支に分岐します。右の気管支は左の気管支よりも太く短く、そして左の気管支に比べて急な角度のまま肺に接続します。

（3）1

解説　気管を形成する軟骨は、気管の前面と側面を覆います。後面は食道が接しているため軟骨はありません。成人の気管はおよそ10cmです。左右の気管支では、太く、より垂直に近い角度で肺に入る右の気管支に異物が入りやすくなります。気管支は葉気管支から区域気管支、細気管支と分岐を繰り返して細くなり、数十万本にもなります。

（4）4

解説　右の肺は10の区域、左の肺は8～9の区域に分けられます。

第31回　呼吸器のはたらき

1

（1）×

解説　気道には取り入れた空気を温めたり加湿する作用があります。また外界から侵入する異物に対する防御反応も担います。

（2）×

解説　迷走神経は副交感性です。そのため迷走神経からの刺激により気管支は収縮します。逆に交感神経刺激（運動時など）では気管支は拡張します。

（3）×

解説　気道抵抗は呼吸困難と関連しますが、肺拡散能には影響しません。肺胞まで運ばれた酸素と毛細血管の二酸化炭素を交換する能力が肺拡散能で、肺胞の表面積が反映されます。

（4）〇

解説　加齢により肺の弾性や呼吸筋の力が低下するため、高齢者では肺活量や1秒量の低下がみられます。

（5）〇

解説　吸気により膨らんだ肺は、呼気時にその弾力により自力で収縮する力（肺弾性収縮力）をもちます。

（6）〇

解説　吸息時には肋骨が挙上し、横隔膜が下降することで胸郭が拡張します。

（7）〇

解説　吸息時には外肋間筋と横隔膜が収縮します。

（8）×

解説　横隔膜が収縮して下降することで胸郭の容積が大きくなります。

（9）〇

解説　1分間に気道を出入りする空気の量（毎分換気量）のうち、一部は肺胞まで達せず、気道の途中にとどまります（死腔）。そのため1分間で肺胞を出入りする毎分肺胞換気量は、毎分換気量より少なくなります。

（10）〇

解説　肺胞上皮で産生される表面活性物質が肺サーファクタントで、肺胞の表面張力を低下させて呼気時に肺胞がつぶれることを防いでいます。

2

（1）1

解説　吸息時には外肋間筋と横隔膜が収縮します。同じ呼吸筋の内肋間筋は、収縮することで努力呼吸での呼息（大きく息を吐き出す時）にはたらきます。腹直筋や腹横筋は呼吸補助筋で、同じく努力呼吸での呼息時に収縮します。

（2）1

（解説）橋の呼吸調節中枢と延髄の呼吸中枢により呼吸の調節が行われます。

（3）1

（解説）肺胞は呼息時に陽圧、吸息時に陰圧になります。胸膜腔内は常に陰圧になっています。

第32回　呼吸のメカニズムと変化

1

（1）3

（解説）通常の吸息からさらに思い切り吸い込める空気量が予備吸気量、反対に通常の呼息からさらに思い切り吐き出せる空気量が予備呼気量です。その総和を肺活量といいます。思い切り空気を吐き出した後でも肺や気道内には空気が残っており、これを残気量といいます。肺活量と残気量を足したものが全肺気量です。

（2）3

（解説）細胞の内呼吸により発生した二酸化炭素（CO_2）の大部分は炭酸水素イオン（HCO_3^-＝重炭酸イオン）となり、血漿中や赤血球内に溶解して運ばれます。CO_2のまま血漿に溶解したりヘモグロビンと結合するのはわずかです。

（3）4

（解説）呼吸の化学受容器は、血液のPO_2低下、PCO_2上昇、pH低下を感知し、延髄や橋にある呼吸中枢にその情報を伝えて刺激し、呼吸を促進します。化学受容器のうち、末梢化学受容器は頸動脈や大動脈にあり、それぞれ頸動脈小体、大動脈小体とよばれます。これらはPO_2（動脈血酸素分圧）の低下により興奮するのが特徴です。一方、呼吸中枢の近傍にある中枢化学受容器は血液から供給される脳脊髄液中のPCO_2（二酸化炭素分圧）の上昇と、それに伴うH^+濃度の上昇＝pHの低下により興奮します。いずれも興奮により呼吸中枢を刺激し、呼吸を促進します。末梢化学受容器のうち、頸動脈小体は舌咽神経、大動脈小体は迷走神経を介し、中枢へ情報を伝達します。

（4）1

（解説）吸気に比べて格段に下がりますが、呼気でもCO_2濃度よりO_2濃度の方が高いです。動脈血のpHの上昇とは、血液がアルカリ性に傾いていることを示します。CO_2の排出を抑え、正常に戻そうとするために呼吸は抑制されます。反対に動脈血のCO_2が増えてpHが低下すると、CO_2を排出しようと呼吸が促進されます。血液には、大気中の窒素や酸素、二酸化炭素などの気体成分が溶けています。酸素分圧とは、血液に溶けている混合気体の全圧力のうち、酸素の占める圧力のことをいいます。肺胞に取り込まれた時点での酸素量より、肺胞から動脈血に入った時点での酸素量の方がわずかに低くなります。動脈血二酸化炭素分圧の上昇により呼吸が促進されるので④は×です。

（5）3

（解説）成人の1回換気量は約500mLです。通常の呼息の後にまだ気道内に残る空気量、すなわち残気量と予備呼気量の合計が機能的残気量です。思い切り空気を吐き出した後でも肺や気道内には空気が残ります。その量が残気量です。1秒量とは、最大吸気位から最大の速度で思い切り空気を吐き出した時に呼出される空気量（努力肺活量）のうち、最初の1秒間で呼出される量をいいます。％肺活量は年齢や体格などから予測される肺活量に対する実測値の割合です。

（6）1

（解説）より血漿中に溶解しやすいのは炭酸ガスです。

（7）4

（解説）pHとは、H^+（水素イオン）濃度の指数です。pHはH^+濃度の逆数で表すために、H^+濃度が

上昇するとpHは反対に低下します。この、H⁺濃度が上昇した状態＝pHが低下した状態が酸性です。H⁺濃度の上昇は化学受容器が受け取り、呼吸中枢を刺激します。その結果、呼吸促進が起こり二酸化炭素の排出が促進されます。これが運動時の呼吸促進の助けとなったり、代謝性アシドーシスの呼吸性代償につながります。二酸化炭素が水と反応すると、酸であるH^+が生じるため、二酸化炭素が減ればH^+も減少し、pHも正常化されることになります。

（8）1
解説　体温が上昇すると酸素活性が上昇するためO_2消費が増加し、さらに多くの酸素が必要となり

ます。そのため呼吸数は増加します。プロゲステロンは基礎体温を上昇させる作用があるため、同様に呼吸は増加します。交感神経作用をもつアドレナリンの血中濃度が上昇すれば気管支は拡張し、呼吸は促進されます。

（9）3
解説　チェーン（チェイン）・ストークス呼吸は、小さな呼吸から徐々に大きくなり、深く大きな努力性の呼吸がしばらく続いた後に再び小さな呼吸となり、さらに無呼吸になる、という状態を周期的に繰り返すのが特徴です。重篤な状態、末期的な状態でみられる呼吸です。1と4はクスマウル呼吸、2はビオー呼吸という異常呼吸の特徴です。

第33回　生体防御機構のしくみ

1

（1）○
解説　細胞が異物を取り込み、自身の中に吸収して分解・処理するはたらきを貪食といいます。貪食作用をもつ細胞を食細胞といい、白血球の一種であるマクロファージや好中球などがあります。

（2）○
解説　粘膜から分泌される粘液に含まれる酵素などは生体防御力をもちますが、皮膚に比べ、粘膜のバリア機能は弱いのが特徴です。

（3）○
解説　リゾチームは涙液や唾液などに含まれる酵素で、細菌の細胞壁を加水分解して破壊する作用をもちます。

（4）×
解説　リンパ球の一種であるB細胞は骨髄で産生され、成熟します。骨髄で産生された後、胸腺に移動して成熟するのはT細胞です。

（5）×
解説　抗体を産生するのはB細胞が活性化し、分化した形質細胞（プラズマ細胞）です。

2

（1）抗原
解説　非自己を認識し、排除するしくみが免疫です。ウイルスや細菌、毒物など、身体（自己）にとって異物であると免疫細胞に認識されるものを総称して抗原といいます。

（2）グロブリン
解説　抗体は、B細胞（Bリンパ球）が活性化した形質細胞により産生されるタンパク質で、IgA、IgD、IgE、IgG、IgMの5種類があります。抗原を弱体化させたり、白血球が抗原を攻撃する際の目印になるなどのはたらきをもちます。

（3）液
解説　活性化したB細胞が産生する抗体が体液中に分泌されて循環し、抗原を排除する免疫機構が液性免疫です。

（4）細胞
解説　T細胞（Tリンパ球）が主体となり、抗原である細菌やウイルス感染細胞などを直接攻撃して排除する免疫機構が細胞性免疫です。

（5）オプソニン
解説　補体は血漿中に存在するタンパク質です。抗体や補体が細菌に結合することで、マクロファージなどの食細胞が食作用を発揮しやすくなります。

これがオプソニン作用です。

3

（1） 2
解説 マクロファージの一種である樹状細胞のうち、皮膚の表皮に存在するものをランゲルハンス細胞といいます。メラノサイト（メラニン細胞）は表皮に存在しますが、メラニンという色素を産生し、紫外線から皮膚を守るはたらきを担います。

（2） 1
解説 サイトカインはT細胞などが分泌するタンパク質で、インターロイキンやインターフェロンなどがあります。リンパ球を活性化したり、炎症部位に好中球やマクロファージを引き寄せるなど、細胞同士の情報伝達を担う物質です。胃液は強い酸によ

り病原菌を処理します。膣粘膜のグリコーゲンは膣に常在するデーデルライン桿菌(かんきん)により乳酸に変えられます。乳酸のはたらきにより膣内が酸性に保たれ、細菌の繁殖を防ぎます。

（3） 2
解説 デーデルライン桿菌は膣内に常在する菌です。

（4） 4
解説 後天的に獲得する獲得免疫は、受動免疫と能動免疫に分けられます。病気に罹患(りかん)したりワクチンを接種することなどにより、自ら抗体をつくり出して得られるのが能動免疫です。これに対し、ほかの生体でつくられた抗体を受け継ぐのが受動免疫です。

第34回　免疫細胞と抗体のはたらき

1

（1） 1
解説 おもにT細胞により起こる免疫機構が細胞性免疫です。T細胞のほか、マクロファージも抗原提示細胞としてはたらき、そのはたらきによりT細胞は抗原となる細胞を攻撃することができます。

（2） 1
解説 貪食を行う細胞（食細胞）としては、好中球やマクロファージなどがあります。白血球のうち無顆粒球に分類される単球は、血管の外に出て組織中に存在するとマクロファージとよばれます。皮膚に存在するランゲルハンス細胞（樹状細胞のうち表皮に存在するもの）や、リンパ節などでみられる樹状細胞、骨に存在する破骨細胞などもマクロファージの一種です。

（3） 2
解説 白血球の多くを占める顆粒球のうち、そのほとんどが好中球です。好中球は強い貪食作用をもち細菌などを捕食しますが、抗原提示は行いません。

（4） 4
解説 抗体や補体が細菌と結合することにより、好中球やマクロファージなどの食細胞による貪食が

行われやすくなる作用がオプソニン作用です。好中球はその作用による効果を受けます。

（5） 2
解説 病原菌に感染した後、T細胞やB細胞の一部は記憶細胞（メモリーT細胞やメモリーB細胞）となり、その病原菌の情報を長期的に保存します。そうすることで次に感染したときに、その情報を元にすばやく免疫反応を起こすことができます。

（6） 1
解説 サイトカインの一種であるインターロイキンは、ヘルパーT細胞が放出します。インターロイキンにより、T細胞やB細胞、マクロファージなどの細胞が活性化します。NK（ナチュラルキラー）細胞は、「生まれつきの殺し屋」という名の通り、異常のある細胞に対して強い傷害性を発揮します。

（7） 4
解説 抗体は病原菌を弱体化させたり、オプソニン作用により食細胞による食作用を助けたり、補体を活性化して病原菌の細胞膜に穴をあけさせる、といったはたらきをもちます。

（8） 1
解説 抗体（免疫グロブリン）は、現在5種類確

認されています。そのうち血漿中に最も多いのが IgGで、分子量が小さく、抗体の中で唯一胎盤を通過することができます。抗原が侵入したときに最初につくられるのはIgMです。また母乳に最も多く含まれ、乳児に消化管免疫を与えるのはIgAです。

（9）3

解説　Ⅰ型アレルギーはアナフィラキシー型アレルギーともよばれる即時型のアレルギーです。抗原に反応して過剰に産生されると、花粉症やアレルギー性鼻炎、気管支ぜんそくなどを引き起こします。

第35回　口腔・咽頭・食道のしくみとはたらき

（1）×

解説　三大唾液腺の中でも最も大きいものは耳下腺です。耳下腺からは漿液性（さらさらした状態）の唾液が分泌されます。

（2）○

解説　下顎骨の下面内側にある大唾液腺が顎下腺で、唾液のおよそ70％を分泌します。顎下腺と舌下腺は、粘液性と漿液性の混ざった混合性の唾液を分泌します。

（3）×

解説　咀嚼は咀嚼筋の随意運動（自身で制御できる運動）により行われます。

（4）○

解説　口腔の天井にあたる口蓋のうち、手前側が硬口蓋、奥が筋性の軟口蓋です。軟口蓋は、嚥下の際に咽頭から鼻腔への通行を遮断するふたの役割を果たします。

（5）×

解説　食道は内側から粘膜、筋層、外膜の３層構造です。重層扁平上皮からなる粘膜は刺激に強くなっていますが、外膜は薄いです。

2

（1）エナメル

解説　歯の露出した部分を歯冠といい、表面は人体で最も硬いエナメル質で覆われています。

（2）耳下

解説　耳の下から頬部にかけて広がる最大の唾液腺が耳下腺です。

（3）三叉

解説　咀嚼を支配する脳神経は三叉神経です。三叉神経が障害されると咀嚼ができなくなります。

（4）ワルダイエル

解説　咽頭には口蓋扁桃、耳管扁桃、咽頭扁桃、舌扁桃というリンパ組織が輪のように存在し、これをワルダイエル咽頭輪とよびます。外界から侵入する病原菌から消化管や気道を保護します。

（5）3

解説　食道には、起始部と気管分岐部、そして横隔膜貫通部の３か所に生理的狭窄部（狭くなった部分）があり、食物の逆流を防いでいます。

3

（1）1

解説　唾液には炭水化物（糖質）分解酵素であるα - アミラーゼ（プチアリン）が含まれています。同じく唾液に含まれるムチンは粘液素ともよばれる糖タンパク質で、唾液に粘り気を与えて咀嚼や嚥下を助けます。また唾液中のリゾチームは殺菌作用をもつ酵素です。

（2）2

解説　食道の粘膜を構成する上皮組織は重層扁平上皮です。上皮細胞が何層にも連なるため、機械的な刺激に強く、皮膚や消化管粘膜、膣の粘膜などでみられます。

（3）1

解説　食道を構成する筋層のうち、上部1/3は骨格筋性、下部2/3は平滑筋性です。そのため、食道の前半部分の嚥下運動はある程度制御することが可能です。

（4）4

解説 食道には起始部や横隔膜貫通部に括約筋があります。嚥下の際には喉頭蓋が閉じ、気道への連絡を遮断します。味覚は顔面神経と舌咽神経により支配されます。嚥下された食塊は食道の蠕動運動により胃へと移送されます。

第36回　胃のしくみとはたらき

1

（1）×
解説 腹膜により臓器の全部または大部分を包まれている臓器を腹膜内器官、腹膜腔の後ろにある臓器を後腹膜器官といいます。胃は腹膜内器官です。

（2）×
解説 胃の右側部分の小さなカーブを小彎といいます。小彎部には括約筋はありません。胃では噴門部や幽門部に括約筋があります。

（3）○
解説 胃壁は内側から粘膜、筋層、漿膜の3層です。

（4）×
解説 胃の平滑筋層は厚く発達しており、斜走筋層、輪走筋層、縦走筋層の3層からなります。

（5）×
解説 胃の小彎部の下部で、胃体と幽門部の境界にあるくびれを角切痕（胃角）といいます。

（6）×
解説 胃ではわずかに水やアルコールの吸収はされますが、栄養素は吸収されません。

（7）○
解説 強酸性の胃酸を含む胃液のpHは1～2で、食物をどろどろの状態に消化します。

（8）×
解説 胃に食物が入ったときに分泌が上昇するのはガストリンです。ガストリンは胃の幽門腺から分泌され、胃酸の分泌を促進します。セクレチンは胃で酸性に傾いた食物が小腸に入ると分泌が促進されるホルモンです。

（9）○
解説 アセチルコリンは副交感神経節後線維の神経伝達物質で、胃酸の分泌を促進し、消化を促します。

（10）×
解説 ヒスタミンは胃においては、胃粘膜のヒスタミン分泌細胞から分泌されます。分泌されたヒスタミンは、壁細胞のヒスタミン受容体と結合して壁細胞からの胃酸分泌を促進します。ほかにもヒスタミンは、即時型アレルギー反応により、肥満細胞や好塩基球から分泌され、血管拡張、血管の透過性亢進、炎症反応、さらには血漿の組織への漏出と血圧低下（アナフィラキシーショック）を引き起こします。また平滑筋収縮作用などももち、さらに中枢神経系での神経伝達物質でもあります。

2

（1）2
解説 胃は第11胸椎の高さで食道からつながります。胃の入口を噴門、出口を幽門といいます。胃底は左側に盛り上がった胃の上部で、横隔膜に接します。胃の粘膜は分泌や吸収に適した単層円柱上皮からなります。

（2）3
解説 胃腺を構成する細胞のうち、壁細胞（または傍細胞）からは塩酸（胃酸）、主細胞からはペプシノゲン、そして副細胞からは弱アルカリ性の粘液が分泌されます。

（3）2
解説 内因子は胃腺の壁細胞から分泌されるタンパク質で、小腸でのビタミンB_{12}の吸収に必要な物質です。ビタミンB_{12}は赤血球の産生に関与するため、胃の切除により内因子が不足すると悪性貧血となるリスクがあります。また胃酸には鉄を吸収しやすくするはたらきもあるため、胃酸がないことで鉄欠乏性貧血にもなりやすくなります。

（4）4
解説 副交感神経性の迷走神経の興奮は胃液の分

泌を促進します。胃で分泌される粘液は弱アルカリ性で、自ら分泌する胃酸から胃壁を保護します。ヘリコバクターピロリは胃潰瘍や胃がんの原因ともなる細菌です。アウエルバッハ神経叢は消化管の筋層の中にある神経組織で、消化管の平滑筋を支配し、蠕動運動を調節します。

第37回　小腸のしくみとはたらき

（1）×
解説　成人の十二指腸の長さは、一般的に 25cm ほどです。

（2）○
解説　十二指腸腺（ブルンネル腺）から分泌されるアルカリ性の粘液により、胃から運ばれる酸性の内容物を中和して腸管粘膜を保護します。

（3）×
解説　主膵管が開口するのは大十二指腸乳頭（ファーター乳頭）です。

（4）×
解説　小腸のうち、腸間膜をもち、それにより腹腔後壁にぶら下がった状態になっているのは空腸と回腸です。十二指腸だけが腸間膜をもたず、腹腔後壁に直接付着しています。

（5）○
解説　十二指腸は後腹膜器官のうち、腹膜に覆われない腹膜外器官です。

（6）○
解説　小腸のうち、空腸と回腸は腹膜内器官です。

（7）×
解説　空腸と回腸には明確な境界もなく、括約筋もありません。

（8）×
解説　バウヒン弁は回盲弁ともいい、回腸と大腸の起始部である盲腸との境界にある弁です。

（9）○
解説　小腸のうち、十二指腸以下のおよそ 2/5 を空腸、3/5 を回腸といいます。回腸に比べて空腸の方が少し太いのが特徴です。

（10）×
解説　小腸の運動には、内容物をゆするように動かす振り子運動、内容物を混ぜ合わせるように動く分節運動、そして大腸へと移送する蠕動運動があります。

（1）4
解説　グリソン鞘は、肝臓の肝小葉を構成する結合組織です。オッディ括約筋は十二指腸乳頭にあります。パイエル板は小腸にあるリンパ小節の集まり、パネート細胞は小腸に存在する細胞で、腸内の免疫維持を担います。

（2）1
解説　十二指腸液には抗体の一つである IgA が多く分泌され、腸内で免疫作用を発揮します。

（3）2
解説　グルカゴンは膵臓のランゲルハンス島 A（α）細胞から分泌されます。コレシストキニンは胃の内容物が十二指腸に入ると分泌され、膵液の分泌を促したり、胆嚢を収縮させて胆汁の流入を促進します。また胃液の分泌を抑制する作用をもちます。ソマトスタチンは膵臓のほか、視床下部や消化管などでも分泌されます。

（4）2
解説　小腸で吸収された脂質はリンパ管を通り、胸管を経由して静脈に入ります。胸管を通るリンパは脂質を多く含み、白濁しているため乳びとよばれます。

My Note

第38回　大腸・肛門のしくみとはたらき

（1）○

解説　大腸は小腸に比べて短く、成人で1.6mほどです。

（2）×

解説　大腸には小腸のような絨毛（じゅうもう）はありません。

（3）○

解説　回腸から続く大腸は、小腸と比べて明らかに太くなっています。

（4）×

解説　大腸液には消化酵素は含まれません。代わりに大腸に常在する膨大な数の細菌により、食物繊維の分解などが行われます。

（5）○

解説　大腸では、小腸で吸収しきれなかった水分や電解質を吸収し、食物残渣（ざんき）から糞便をつくります。

（6）○

解説　結腸の外膜にあり、縦方向に伸びる3本の帯状構造が結腸ヒモで、外縦走筋からなります。

（7）○

解説　結腸のうち、横行結腸とS状結腸は腹膜内器官です。

（8）○

解説　結腸のうち、上行結腸と下行結腸は後腹膜器官です。

（9）×

解説　男女とも、直腸は膀胱の背側に位置します。

（10）×

解説　大腸の蠕動運動が亢進すると十分に水分が吸収されない糞便が排出される下痢（げり）になります。

（1）3

解説　結腸は上行結腸、横行結腸、下行結腸、そしてS状結腸と続きます。

（2）4

解説　排便反射の中枢は脊髄のうち仙髄にあります。

（3）4

解説　大腸に常在する膨大な数の細菌はビタミンKを産生します。ビタミンKは、プロトロンビンなどの血液凝固因子の生成に必要であり、また骨の形成を促進する作用をもちます。

（4）1

解説　内肛門括約筋は平滑筋からなり不随意ですが、外肛門括約筋は骨格筋性で、意識的に動かすことができます。排便時には、副交感神経である骨盤内臓神経支配の直腸が収縮して便を押し出そうとします。そして同じく骨盤内臓神経支配の内肛門括約筋が弛緩し、体性神経である陰部神経支配の外肛門括約筋を弛緩させて便が通行できるようになります。

第39回　肝臓・胆嚢・膵臓のしくみとはたらき

（1）3

解説　成人の肝臓の重さは約1,300gで、右葉の方が大きいです。肝門には固有肝動脈と門脈の2種類の血管が入ります。肝静脈は肝臓を出て背側の下大静脈に接続します。

（2）4

解説　肝臓は数百種類ともいわれるたくさんの機能を担う臓器です。おもなはたらきとして、グリコーゲンの合成・分解や血漿タンパク質の合成といった代謝、アンモニアなどの有毒物質を毒性の低い物質につくりかえる解毒、胆汁の産生などがあります。γ-グロブリンはリンパ球B細胞が活性化した形質細胞により産生されます。

（３）**4**

解説 リーベルキューン腺は小腸の絨毛（じゅうもう）の間にある外分泌腺で、水と電解質を分泌します。腸陰窩（ちょういんか）や腸腺などともよばれます。

（４）**1**

解説 脂肪酸の合成、分解のほか、コレステロールやリン脂質の合成といった脂質代謝も肝臓の機能です。

（５）**2**

解説 胆嚢（たんのう）は肝臓の右葉の下面にあり、肝臓でつくられる胆汁（たんじゅう）を貯蔵し、濃縮します。胆嚢から出る胆嚢管は肝臓からの総肝管と合流して総胆管となり、十二指腸に接続します。胆汁は十二指腸に注がれ、胆汁中の胆汁酸が脂肪を乳化します。

（６）**3**

解説 成人の膵臓の長さは 15cm 程度です。

（７）**3**

解説 インスリンは膵島Ｂ（β（ベータ））細胞から分泌されます。Ａ（α（アルファ））細胞からはグルカゴンが分泌されます。腹膜に覆われない膵臓は後腹膜器官で、下大静脈の腹側に位置します。

（８）**4**

解説 交感神経の興奮は消化を抑制するため、膵液の分泌も抑えられます。

（９）**3**

解説 十二指腸粘膜で分泌される消化管ホルモンの１つであるコレシストキニン（CCK）は、膵臓の腺房細胞（消化酵素などを産生・分泌する細胞）からの酵素の分泌を促進します。また胆嚢を収縮させ、オッディ括約筋を弛緩させることで、胆汁を十二指腸へ分泌させます。ソマトスタチンやセクレチンと同様に胃酸の分泌を抑制する作用をもちます。

第 40 回　栄養の消化と吸収

1

（１）**1**

解説 グリコーゲンやセルロース、デンプンは単糖類が結びついてできている多糖類です。

（２）**3**

解説 多糖類や二糖類は単糖類にまで分解されてから小腸で吸収されます。スクロース（ショ糖）やマルトース（麦芽糖）、ラクトース（乳糖）は二糖類です。

（３）**2**

解説 胆汁には消化酵素は含まれません。胆汁は脂肪の分解を助けるはたらきをもちます。リパーゼ（中性脂肪分解酵素）は膵液に含まれます。膵液は、トリプシン、キモトリプシンというタンパク質分解酵素、さらにデンプン分解酵素のα（アルファ）アミラーゼも含み、三大栄養素すべての分解酵素をもつ消化液です。αアミラーゼは唾液にも含まれます。胃液に含まれるペプシンは、タンパク質分解酵素です。

（４）**4**

解説 ムチンは粘液素ともよばれ、唾液や腸液などの粘液に多く含まれています。物質の表面を滑らかにして嚥下や移送を補助したり、粘膜を保護するはたらきをもちますが、酵素ではありません。

（５）**3**

解説 胆汁の作用により乳化（脂肪と水を混ざりやすくすること）された脂肪は、リパーゼにより脂肪酸とモノグリセリドに分解されます。トリプシンはタンパク質、アミラーゼはデンプンの分解酵素です。ラクターゼは乳糖分解酵素で、ラクトース（乳糖）をガラクトースとグルコースに分解します。

（６）**1**

解説 タンパク質は胃液に含まれるペプシンや、膵液に含まれるトリプシン、キモトリプシンなどの作用で分解されます。リパーゼは中性脂肪の分解酵素、そしてスクラーゼは二糖類であるスクロース（ショ糖）の分解酵素です。スクラーゼのほか、二糖類分解酵素のマルターゼ（マルトース分解酵素）やラクターゼ（乳糖分解酵素）など小腸の消化酵素は、小腸吸収上皮細胞の細胞膜に存在する膜結合型酵素です。これらの酵素によって小腸で行われる消化を膜消化といいます。かつてはスクラーゼやラクターゼなどの消化酵素は腸液中に分泌されていると考えられていましたが、現在では腸液中には消化酵素は

分泌されてはおらず、水とNa⁺などのイオン、ムチン等が主であるとされています。唾液に含まれるαアミラーゼは、プチアリンとよばれることもあります。

（7）3

解説　胆汁酸は胆汁の主成分で、脂肪と水を混ざりやすくし（乳化）、分解を助けるはたらきをもちます。

（8）3

解説　栄養素だけでなく、水や電解質の多くも小腸で吸収されます。グルコースやアミノ酸、ビタミンB₁₂以外のビタミンなど、ほとんどの栄養素は小腸上部（空腸まで）で吸収されますが、ビタミンB₁₂は回腸で吸収されます。活性型ビタミンDは、小腸でのカルシウムイオン吸収を促進します。

（9）3

解説　糖質はグルコースなどの単糖類まで分解され、吸収されます。アミノペプチターゼはタンパク質分解酵素です。糖質の吸収にカルシウムイオンは関与しません。

第41回　泌尿器のしくみとはたらき

1

（1）×
解説　成人の腎臓1個の重さは130gほどです。

（2）○
解説　腎臓、尿管ともに、腹膜の後ろに位置する後腹膜器官です。

（3）×
解説　血漿を濾過する腎小体（マルピーギ小体）は、腎臓の皮質にあります。

（4）○
解説　尿道が陰茎の内部を通行する男性の方が女性よりも長いです。成人男性では16〜18cmほど、成人女性では4cmほどです。

（5）×
解説　腎臓から出て膀胱へつながる尿管の長さは、成人で25〜30cmほどです。

2

（1）腎門
解説　そら豆のような形状の腎臓において、内側のくぼんだ部分が腎門です。

（2）ボウマン（糸球体）
解説　微細な動脈が糸玉のような塊を形成したものが糸球体です。糸球体の中を流れる血漿が動脈圧により押し出され、濾過されたものが原尿となります。原尿は糸球体を覆うボウマン嚢（糸球体嚢）に

より集められ、接続する尿細管に注がれます。

（3）ネフロン
解説　腎小体には1本の尿細管が接続し、濾過された原尿を輸送します。尿細管が腎臓の皮質と髄質を蛇行しながら進み、その過程で水分や必要な物質が再吸収され、また不要な物質が分泌されます。

（4）ヘンレ
解説　尿細管は、腎小体に近い方から近位尿細管、中間尿細管、遠位尿細管、集合管に分けられます。このうち、近位尿細管の終わり（近位直尿細管）付近から遠位尿細管の始まり部分（遠位直尿細管）までをヘンレループ（ヘンレ係蹄）とよびます。ヘンレループは近位直尿細管の細い下行脚と中間尿細管、そして遠位直尿細管に続く上行脚でできていて、髄質内を下行→Uターン→上行します。

（5）尿管
解説　尿管と膀胱の接続部を尿管口、膀胱と尿道の接続部を内尿道口、そして尿道が体外へと開口する部分を外尿道口といいます。

3

（1）4
解説　腎臓は加齢により萎縮することがあります。腎小体を形成する糸球体も加齢とともに減少するため、高齢者は血漿を濾過し、尿をつくる機能が衰えます。

（2）1

解説　アンモニアから尿素をつくるのは肝臓です。腎小体は１個の腎臓におよそ100万個存在するとされています。糸球体には動脈からの血液が送り込まれ、濾過されます。

（3）3

解説　糸球体を形成する毛細血管網を球状に束ねて結合させるはたらきをもつのがメサンギウム細胞と、メサンギウム細胞が分泌する物質（メサンギウム基質）です。

（4）3

解説　BUN（尿素窒素）は肝臓でつくられ、尿から排泄される物質です。腎機能に異常があり、排泄が障害されると血中濃度が上昇します。尿ビリルビンは黄疸の原因ともなる物質で、肝臓や胆嚢の異常に対する指標です。AST（GOT）もγ-GTPも肝臓機能の指標です。

第42回　腎臓と尿の生成

（1）4

解説　ADHは抗利尿ホルモンであるバソプレシン、ACEはレニンによりつくられるアンギオテンシンⅠを強力な昇圧作用をもつアンギオテンシンⅡに変換する酵素です。GFRは１分間に糸球体で濾過される量（糸球体濾過量）のことです。

（2）1

解説　アルブミンやγ-グロブリンなど、分子量が大きいタンパク質などは、正常な場合には糸球体を通り抜けることができず、ほとんど濾過されません（アルブミンは血漿タンパク質の中で最も分子量が小さいため、ごくわずか通り抜けることもあります）。

（3）4

解説　クレアチンとリン酸の化合物であるクレアチンリン酸は筋に豊富に存在し、消費されたATPの再合成に使われるため、筋収縮のエネルギーを与えてくれるものといえます。このクレアチンリン酸からリン酸をはずしたクレアチンの代謝産物がクレアチニンです。体内に不要なクレアチニンは、糸球体ですべて濾過され、再吸収もされずに尿により排泄されます。クレアチニンがどれくらい腎臓で排泄されているかを調べる検査がクレアチニンクリアランスです。

（4）4

解説　イヌリン、クレアチニン、パラアミノ馬尿酸などは、糸球体で濾過されたのち、尿細管で再吸収されず排泄されるため、腎機能の指標となります。

（5）1

解説　血圧が低下すると副腎皮質から分泌されるアルドステロンは、集合管に作用して集合管でのナトリウムイオン吸収を促進します。反対に心房性ナトリウム利尿ペプチドはナトリウムイオンの排泄を促進します。

（6）3

解説　副甲状腺から分泌されるパラソルモンは、骨に作用して貯蔵してあるカルシウムイオン（Ca^{2+}）を血中に放出させるのと同時に、遠位尿細管でのCa^{2+}の吸収を促進し、血中Ca^{2+}濃度を上昇させます。

（7）1

解説　人体に有用な成分であるグルコースやアミノ酸、ビタミンなどはほぼすべて、そして水やナトリウムイオン、カリウムイオン、カルシウムイオンなどの大部分は近位尿細管で再吸収されます。

（8）4

解説　バソプレシンは集合管に作用して水の再吸収を促進します。利尿を抑制することで循環血漿量を増やし、血圧を上昇させる作用を発揮します。

（9）3

解説　健康な成人の糸球体濾過量は100mL/分以上です。アルドステロンは集合管に作用してナトリウムイオンの再吸収を促進し、同時にカリウムイオンの排泄を促進します。

第43回　尿の性状と排尿

①

（1）○
解説 代謝産物である尿酸は尿により排泄されますが、水に溶けにくいため、体内に過剰に存在して排泄しきれない場合には、体液中のナトリウムイオンと結合して尿酸塩という結晶となり、関節などに沈着します。それをマクロファージなどが貪食し、炎症性の物質を放出すると痛みが生じます。これが痛風です。

（2）○
解説 個人差や環境などにもよりますが、1日の尿量は1.5L程度が基準です。

（3）○
解説 尿も重力ではなく尿管の蠕動運動により腎臓から膀胱へと運ばれます。

（4）×
解説 膀胱の容量は成人で500mLほどです。

（5）×
解説 排尿回数が増加するのは頻尿です。多尿は1日の尿量が多すぎる状態をいいます。1日の尿量が2〜3L以上の場合に多尿とされます。

（6）×
解説 排尿中枢は仙髄にあります。

（7）○
解説 尿を出さない蓄尿時には、内・外尿道括約筋はともに収縮し、栓の役割を担います。排尿時には弛緩して尿の通行を可能にします。

（8）×
解説 排尿時には膀胱壁の排尿筋が収縮し、ポンプの役割となって尿を押し出します。

（9）○
解説 内尿道括約筋は平滑筋性、外尿道括約筋は骨格筋性です。

（10）×
解説 多飲、多尿が糖尿病の特徴です。

②

（1）2
解説 尿比重の正常範囲は、1.010〜1.030ほどとされます。尿比重が基準より高い場合には脱水や糖尿病、心不全など、そして低い場合には腎不全や尿崩症などが考えられます。

（2）3
解説 1日の尿量が400ml以下の場合は乏尿、さらに少なく0〜100mL以下の場合には無尿とされます。

（3）1
解説 アシドーシスを防ぐため、尿には余分なH^+（水素イオン）が分泌されて捨てられます。そのため尿は弱酸性でpHは6程度です。排尿直後の尿にはアンモニア臭はありません。尿中の尿素が時間の経過とともに空気に触れてアンモニアに変化するため、アンモニア臭が発生します。正常な尿は淡黄色、頻尿は1日の排尿回数が著しく多く（10回以上）なることをいいます。

（4）1
解説 機能性尿失禁は、運動機能や認知機能の低下などにより、排尿をしようとしてもトイレまで行くことができない、トイレの場所がわからなくなってしまう、といった理由で起こる失禁です。

My Note

第44回　男性生殖器のしくみとはたらき

(1) ○
解説 精巣（せいそう）からは、テストステロンなどのアンドロゲン（男性ホルモン）が分泌されます。

(2) ×
解説 前立腺は精子を保護したり、運動を助けるアルカリ性の液を分泌する外分泌腺です。

(3) ×
解説 正常な場合、前立腺はクルミや栗の実に例えられるほどの大きさです。加齢により肥大することがある器官です。

(4) ○
解説 精嚢は膀胱の背面のやや下側に位置する左右１対の器官です。

(5) ×
解説 精嚢（せいのう）からは、精液の一部となるアルカリ性の液が分泌されます。精液は精子の運動を助けたり、栄養を与える役割をもちます。

(6) ○
解説 カウパー腺は尿道球腺ともいい、前立腺の直下に位置します。アルカリ性の粘液を分泌し、尿道内に残る尿から精子を保護したり、女性器との交接の際の摩擦を軽減する役割を果たします。女性には同じ役割の器官として大前庭腺があります。

(7) ○
解説 ライディッヒ細胞は精細管に存在する細胞の１つで、男性ホルモンを分泌します。

(8) ×
解説 精管は精巣上体から続き、精巣の背側を上行して骨盤腔内に入り、下行して射精管と名を変えます。長さは成人で40～50cmにもなります。

(9) ○
解説 精細管の中で生まれた時点では運動能力はありませんが、精巣から出て精巣上体を通る間に遊泳するようになり、運動能力を獲得します。

(10) ×
解説 精子形成は思春期から始まり、生涯持続します。

2

(1) 2
解説 精子の通り道は、精巣内部に張り巡らされた精細管から続き、精巣輸出管を経て１本の精巣上体管となります。その後精管、射精管と名を変え、尿道に合流して外尿道口から体外に開口します。

(2) 3
解説 前立腺からは精液の成分となる乳白色でアルカリ性の液が分泌されます。

(3) 4
解説 精子は、精細管の壁に存在する精細胞が分裂して生まれます。

(4) 3
解説 セルトリ細胞は精細胞と同じく精細管の壁に存在し、精細胞を支持したり、栄養を与えて精子の形成を助けるはたらきをもちます。

第45回　女性生殖器のしくみとはたらき

1

(1) 1
解説 膀胱とその下に伸びる尿道、その背後に腟、そして直腸と続きます。位置関係を覚えておきましょう。

(2) 2
解説 バルトリン腺は大前庭腺ともいい、腟口（ちつこう）の両側にある外分泌腺で、アルカリ性の液を分泌します。

(3) 3
解説 プロラクチンは下垂体前葉から分泌される

ホルモンで、出産後の乳汁分泌を促進する作用をもちます。エストロゲン（卵胞ホルモン）には、エストラジオール、エストリオール、エストロンの3種類があります。

（4）3

解説　エストロゲンは、子宮内膜を増殖させたり、卵胞の成長を促進します。また子宮頸管粘液の粘稠度を低下させて精子が通りやすくなるような変化を起こしたり、デーデルライン桿菌の栄養となるグリコーゲンを増加させます。体温上昇作用をもつのはプロゲステロン（黄体ホルモン）です。

（5）1

解説　黄体形成ホルモンは下垂体前葉から分泌されます。女性では排卵を誘発し、男性では男性ホルモンであるテストステロンの分泌を促進します。

（6）2

解説　黄体が退縮し、黄体期が終わることで月経

が始まります。

（7）3

解説　体温が上昇するのはプロゲステロンが作用する黄体期です。子宮内膜を増殖させるのはエストロゲンの作用です。妊娠中や授乳中では排卵が抑制され、周期性は失われます。

（8）4

解説　妊娠が成立しない場合、黄体の寿命はおよそ14日間です。排卵後の卵子の受精能は、12〜24時間程度です。月経期は一般的に5日ほど続きます。

（9）3

解説　黄体が形成された後、黄体からはプロゲステロンが分泌されて子宮内膜の環境は分泌期となります。卵巣周期における黄体期に当たります。

第46回　妊娠の成立と身体の変化

1

（1）×

解説　排卵は排卵期に起こります。

（2）×

解説　卵胞期に多くの原始卵胞が成熟しますが、徐々に減っていき、成長を続けるのは1個です。1個の卵胞は二次卵胞となり、さらにグラーフ卵胞となり、排卵を迎えます。

（3）×

解説　射精後の精子の受精能は、24〜48時間程度とされます。

（4）○

解説　排卵された卵子は卵管の先端に広がる卵管采という部分で受け止められ、卵管に取り込まれます。

（5）○

解説　卵管を子宮方向に向かう卵子と、子宮から卵管に入ってきた精子が出会い、受精するのは、多くの場合が卵管膨大部です。

（6）×

解説　卵管膨大部で受精が行われ、1個の受精卵が生まれます。その後細胞分裂を繰り返し、2細胞期、4細胞期、8細胞期、桑実胚と変化しながら卵管を子宮方向に進みます。胞胚とよばれる状態となり子宮壁に付着して着床となります。

（7）×

解説　受精から着床まではおよそ7日前後です。

（8）○

解説　プロゲステロンはまず、子宮内膜を肥厚させ、着床しやすい状態にします。妊娠が成立すると黄体はますます大きくなり（妊娠黄体の直径：4cm）、プロゲステロンが継続して分泌されます。そして妊娠6週以降は胎盤から妊娠持続に十分な量が分泌されるようになります。着床後も、プロゲステロンは子宮内膜を維持し、子宮筋の収縮を抑制して妊娠を継続させます。

（9）×

解説　羊水の量が最大になるのは妊娠7ヶ月頃です。

(10)　○

解説　妊娠中は血管も新しく増え、胎児にも血液を供給するため、血液量、とくに血漿量が増加します。

②

(1)　1

解説　エストロゲンには、子宮頸管で分泌される粘液の牽糸性（伸びやすさ）を亢進し、粘稠性を下げる作用があります。また弱アルカリ性にすることで精子の寿命を延ばして運動性を高め、精子が通過しやすい状態にする作用もあります。

(2)　2

解説　妊娠して形成された胎盤から分泌されるよ

うになるホルモンがヒト絨毛性ゴナドトロピンです。妊娠初期に急激に増加するため、妊娠の判定に用いられます。

(3)　4

解説　妊娠中は、血漿量の増加が著しいため、ヘマトクリット値は低下します。また腸蠕動運動や胃酸の分泌などの消化機能は低下し、尿細管での糖の再吸収も低下します。

(4)　4

解説　胎盤のうち、母体に面する側が基底脱落膜、胎児に面する側が絨毛膜有毛部です。妊娠中は胎盤からもプロゲステロンが分泌され、妊娠 10 週以降では胎盤からのプロゲステロンが主体となります。

第47回　ヒトの成長

①

(1)　×

解説　受精卵が分裂を繰り返し、胚子（または胚）という状態を経て胎児となります。受精後、第８週の終わりまでは胚子とよばれますが、第９週目からは胎児とよばれるようになります。

(2)　○

解説　外胚葉からは神経系や皮膚の表皮、感覚器などがつくられます。

(3)　×

解説　女性は性染色体のうち、Ｘ染色体だけを２本もちます。男性はＸ染色体とＹ染色体を１本ずつもちます。

(4)　○

解説　性腺が未分化で男女の区別がついていないときには、生殖路のもととなるミュラー管とウォルフ管は男女ともにあります。男性ではウォルフ管が発達して精巣上体管や精管などの生殖路がつくられ、同時にミュラー管が退化します。女性では反対にミュラー管が発達して卵管や子宮となり、ウォルフ管が退化します。

(5)　×

解説　胎児循環である卵円孔は、生後、肺での呼

吸が始まるとすぐに閉鎖します。

(6)　×

解説　神経細胞は胎児期に分裂を完了させ、生後は安定的な機能を維持するためにほとんど分裂しません。

(7)　○

解説　小児期の成長に必要な成長ホルモンは、夜間の睡眠中に多く分泌されます。

(8)　×

解説　成長における各器官の発達速度は器官によって大きく異なります。例えば神経系は最も速く発達し、幼児期には成人と同じレベルにまで達します。一方で生殖器の発達は遅く、思春期に入ってから急速に発達します。

(9)　×

解説　成長には、親から受け継がれた遺伝要因のほか、その生体がもつ内部要因、そして外界からの様々な刺激＝外部要因が関与します。外部要因には栄養や気候、生活習慣（睡眠や運動など）、経済的環境、そして愛情などがあり、それぞれ心理的・身体的な成長に影響を及ぼします。

(10)　○

解説　思春期が近づき十分に脂肪がついて体重が

増加すると、脂肪細胞からのレプチン分泌が増加します。レプチンは視床下部からのゴナドトロピン放出ホルモンの分泌を刺激します。そしてゴナドトロピン放出ホルモンにより、ゴナドトロピン（性腺刺激ホルモン）の分泌が始まると思春期(二次性徴)が開始されます。レプチンは脂肪細胞が分泌するホルモンで、視床下部の摂食中枢を抑制する作用をもちますが、女性の初経の初来に関与することがわかってきました。そのため、小児期の過剰なダイエットは二次性徴の発現に影響を与えることがあります。

2

（1） 1

解説 骨や骨格筋などは中胚葉に由来し、神経系は外胚葉に由来します。

（2） 3

解説 肺での呼吸を行っておらず、肺に多くの血液を送る必要のない胎児には、特有の血液循環路があります。卵円孔は左右の心房を交通し、右心房へ流れる血液をそのまま左心房へと送ります。臍帯(いわゆるへその緒)は2本の臍動脈と1本の臍静脈で形成されています。臍動脈は胎児（の心臓）から出て母体に向かうため動脈とよばれますが、母体へと戻る二酸化炭素や老廃物を含んだ静脈血が流れます。一方の臍静脈は胎児に向かうため静脈とよばれ、母体からの豊富な酸素や栄養を含んだ血液が流れます。臍静脈と下大静脈をつなぐ静脈管（アランチウス管）や、肺動脈と大動脈をつなぐ動脈管（ボタロー管）も胎児循環ですが、それぞれ出生後には閉鎖し、索状構造（太い縄のような構造）が残ります。

（3） 2

解説 体重は、出生後3〜4ヶ月でおよそ2倍、1年でおよそ3倍になります。

（4） 3

解説 12歳頃では、一般的に男子よりも二次性徴を早く迎える女子の方が、身長、体重ともに平均値が高い傾向があります。

第48回 ヒトの老化

1

（1） ○

解説 老年期では、細胞数の減少に伴い、細胞内液が減少します。そのため発汗などによる細胞外液の喪失がすぐに脱水を引き起こす原因となります。

（2） ×

解説 造血の機能を失った骨髄は脂肪を多く含む黄色骨髄となります。そのため骨髄の脂肪量は加齢とともに増加します。

（3） ×

解説 加齢とともに造血機能は低下するため、赤血球数も減少します。

（4） ×

解説 老年期では、血管の老化による大動脈の弾性低下により、収縮期血圧は上昇します。

（5） ○

解説 加齢による呼吸筋力の低下や肺の弾性低下は、肺活量の減少を引き起こします。

（6） ×

解説 加齢により腎臓は萎縮します。その結果、糸球体濾過量のほか、腎血流量や尿細管での再吸収能力、尿濃縮能力など、あらゆる腎機能が低下します。

（7） ×

解説 リンパ球の成熟に関わる器官が胸腺です。胸腺は小児期に最も発達し、その後は退縮します。

（8） ○

解説 加齢により嗅覚の閾値が上昇することで、老年期では嗅覚は鈍くなります。

（9） ○

解説 長期的に保存される長期記憶に対し、ほんのわずかな時間だけ保存される記憶が短期記憶（一次記憶）です。老化により低下しやすいのは短期記憶です。

（10） ×

解説 骨粗しょう症は閉経が起こる女性で起こり

やすくなります。エストロゲンには、骨吸収を抑制するはたらきがあります。閉経に伴いエストロゲンの分泌が激減することで、骨吸収が促進され、骨のカルシウムが血液中に放出されて骨がもろくなります。

2

（1）2

解説　神経系の成熟により影響を受ける流動性知能に対し、さまざまな経験や学習を積み重ねることによって得られた能力を結晶性知能といいます。判断力や理解力、思考力などが結晶性知能で、老化による影響を受けにくいとされます。

（2）3

解説　性腺の機能も老化により低下します。女性では閉経によりエストロゲン分泌が閉経前の30％以下に減少します。

（3）1

解説　老化により心筋細胞の減少や心筋の線維化

などが起こりますが、安静時の心臓の収縮機能には影響は少ないため心拍出量に変化はありません。しかし心拍数が減少するため、送り出す血液を増やそうとして1回の心拍出量は増加します。その一方で血管の老化により大動脈の弾性が低下し、血流が悪くなるため、収縮期血圧は上昇します。同時に大動脈の弾性が低下することで大動脈内に血液を十分貯めることができず、拡張期血圧は低下し、結果的に脈圧の増大を引き起こします。また動脈の老化は血管抵抗を増大させ、心室の負荷が上がります。心室の負荷増大は、左心室壁の肥厚の原因となります。

（4）1

解説　老化が進むと造血機能は衰え、赤血球は減少し、それに伴い酸素の運搬能力も低下して動脈血酸素分圧が下がります。また加齢による肺毛細血管の減少が肺胞での換気を妨げるため、拡散能が低下し動脈血酸素分圧を低下させます。呼吸筋も衰えることで、肺活量は低下し、反対に肺や気道に残る空気（残気量）は増加します。胸壁は加齢により硬化し、弾性が低下します。

第49回　ホメオスタシス

1

（1）✕

解説　ホメオスタシス（恒常性）は、環境の変化に関わらず、身体の内部環境を一定に保とうとするはたらきです。

（2）✕

解説　ホメオスタシスにおいては、負のフィードバック機構が重要です。ホメオスタシスの維持は、多くが負のフィードバック機構により行われています。

（3）○

解説　体温は夕方から徐々に下がり始め、睡眠中は低くなります。起床時に最も低くなりますが、覚醒と共に上昇し、夕方に最も高くなります。このように身体の活動と休息に合わせ、体温は日内変動します。

（4）○

解説　発汗は大きく温熱性、味覚性、そして精神性に分けられます。そのうち、熱を放散するために

はたらくのが温熱性発汗です。精神的な緊張により起こる精神性発汗は、体温には影響しません。

（5）✕

解説　体温が低下したときには骨格筋が律動的（規則正しく繰り返されること）に収縮します。筋肉を動かして熱を発生させ、体温を上げようとする不随意の生理現象がふるえとして現れます。これを、ふるえ熱産生といいます。

（6）○

解説　汗腺が活性化することで発汗作用が促進されます。汗が蒸発することで体表の熱が奪われ、体温を下げることができます。

（7）✕

解説　身体の内部で計測する直腸温は、腋窩温に比べて0.5～1℃ほど高くなっています。

（8）✕

解説　行動性体温調節とは、暑い時に日陰に移動したり、寒い時に上着を着る、といった行動により

体温を調節することをいいます。このような行動性体温調節のほかに、人体には、発汗や皮膚血管の変化など、さまざまな体温調節機能が備わっています。

（9）×

解説 寒い時には皮膚血管は収縮します。収縮することで血流を抑え、血液からの熱放散を防いでいます。反対に暑い時には皮膚血管は拡張し、血流を増やして発汗により身体の熱を逃がそうとします。

（10）○

解説 温度の受容器は、皮膚や粘膜のほかにも視床下部や延髄、さらには内臓や骨などにも存在します。

❷

（1）1

解説 中枢化学受容器や末梢化学受容器が血液の状態を感知し、呼吸の調節を行い、血液の恒常性を正常に保とうとします。

（2）4

解説 体温調節中枢は視床下部にあります。

（3）4

解説 例えば視床下部から分泌される甲状腺刺激

ホルモン放出ホルモンは、下垂体前葉からの甲状腺刺激ホルモンの分泌を刺激します。そして甲状腺刺激ホルモンは甲状腺を刺激し、甲状腺ホルモンの分泌が促進されます。ところが甲状腺ホルモンは、分泌を促した視床下部と下垂体に対して分泌を抑制するように作用し、過剰な甲状腺分泌を抑えます。このように、ある刺激に対して起こる作用・変化を抑制するようにはたらくのが負のフィードバック機構です。

（4）3

解説 負のフィードバック機構に対し、ある刺激に対して起こる作用・変化を増強させ続けるようにはたらくのが正のフィードバック機構です。分娩時には、下垂体後葉から強い子宮収縮作用をもつオキシトシンが分泌され、子宮筋を収縮させて胎児を押し出そうとします。さらに胎児が下降して子宮頸管を押し拡げると、それが刺激となりオキシトシンの分泌はさらに促進されます。この変化は、分娩が終了するまで続きます。ほかにも性腺刺激ホルモン（ゴナドトロピン）により分泌が促進されたエストロゲンが、さらに性腺刺激ホルモンの分泌を促進し、排卵が起こるまでエストロゲン分泌を増加させるのも正のフィードバック機構によるものです。

第50回 体液の恒常性と酸塩基平衡

❶

（1）×

解説 健常成人において、体液は体重のおよそ60％を占めています。

（2）×

解説 体液の浸透圧は電解質によって調節されます。

（3）○

解説 細胞内液ではカリウムイオン濃度が高く、細胞外液ではナトリウムイオン濃度が高いです。

（4）○

解説 脱水により循環血漿量が減少すると血圧が低下します。するとレニンの分泌が増加し、血圧を上昇させる機構（レニン－アンギオテンシン－アル

ドステロン系）が発動します。

（5）×

解説 脱水により減少するのは血漿です。血球成分は変化しないため、結果的にヘマトクリット値は上昇します。

（6）×

解説 副腎皮質で分泌されるアルドステロンは、腎臓の集合管に作用してナトリウムイオンの再吸収を促進します。このとき同時にカリウムイオンの排泄が促進されます。したがってアルドステロンの過剰分泌は低カリウム血症の原因となります。反対にアルドステロンの分泌不足は高カリウム血症を引き起こします。

（7）○

解説　pHはH$^+$（水素イオン）の濃度で決まります。H$^+$濃度が高い状態が酸性、反対に濃度が低い状態がアルカリ性です。

（8）○

解説　血液のpHは7.35〜7.45が正常範囲です。7.35未満ではアシドーシス（酸血症）、7.45より高値ではアルカローシス（アルカリ血症）となります。さらにそれらを引き起こす原因が、呼吸の異常である場合を呼吸性、呼吸以外である場合を代謝性（たいしゃせい）といいます。

（9）✕

解説　下痢ではアルカリ性の腸液が失われる（HCO$_3^-$の喪失）ため、アシドーシスとなります。代謝性アルカローシスは、嘔吐（おうと）により多量の胃酸が失われることなどで起こります。

（10）○

解説　気管支喘息（ぜんそく）などでは、呼吸が障害されて二酸化炭素（CO$_2$）が排出できず、PaCO$_2$が上昇します。血液中のCO$_2$の多くは水（H$_2$O）と反応して炭酸（H$_2$CO$_3$）となります。そして炭酸は、炭酸水素イオン（HCO$_3^-$）とH$^+$（水素イオン）に解離します。そのため血液中のCO$_2$が増えるとH$^+$が増加し、pHが酸性に傾き呼吸性アシドーシスを引き起こします。肺炎や喘息などの閉塞性肺疾患のほか、呼吸筋麻痺の原因となる筋疾患や中枢神経疾患などでも呼吸性アシドーシスが起こります。

2

（1）3

解説　浸透圧受容器は視床下部にあり、体液の浸透圧を調節して恒常性を維持します。

（2）2

解説　酸である水素イオン（H$^+$）は腎臓から捨てられます。腎不全により尿生成が障害されると水素イオンが体内に貯まり、アシドーシスを引き起こします。

（3）3

解説　呼吸性の酸塩基平衡異常では腎性代償（だいしょう）（腎臓のはたらきによってpHの変動を抑える）、代謝性の酸塩基平衡異常では呼吸性代償（呼吸のはたらきによってpHの変動を抑える）が行われます。したがって呼吸性アシドーシスでは、腎性代償となります。換気不全により酸であるH$^+$が増えてアシドーシスとなるため、腎臓からのH$^+$分泌を促進し、弱アルカリ性のイオンであるHCO$_3^-$（炭酸水素イオンまたは重炭酸イオン）の再吸収を促進することでpHの変動を最小限に抑えます。

（4）2

解説　呼吸性アルカローシスは過換気症候群や呼吸中枢の異常を引き起こす薬物、疾患（脳内出血等）などが原因となります。CO$_2$が過剰に排出されるため、PaCO$_2$は低下し、血液中のH$^+$も減ってアルカリ性に傾きます。このとき腎性代償によりHCO$_3^-$の排出は促進され、pHの変動を抑えようとします。

My Note